RÉSULTATS DE 26 OPÉRATIONS DE STRABISME

NOTIONS GÉNÉRALES

SUR LE

STRABISME

PAR

LE Dr E. MOTAIS

Docteur en médecine de la Faculté de Paris
Chef des travaux anatomiques à l'École préparatoire de médecine et de pharmacie d'Angers
Officier d'Académie
Membre de la Société de Médecine d'Angers
Membre du Conseil départemental d'hygiène et de salubrité publique

COMMUNICATION A LA SOCIÉTÉ DE MÉDECINE D'ANGERS

(SÉANCE DU 7 FÉVRIER 1881)

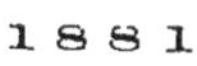

ANGERS

IMPRIMERIE P. LACHÈSE ET DOLBEAU

13. Chaussée Saint-Pierre. 13

1881

NOTIONS GÉNÉRALES

SUR LE

STRABISME

RÉSULTATS DE 26 OPÉRATIONS DE STRABISME

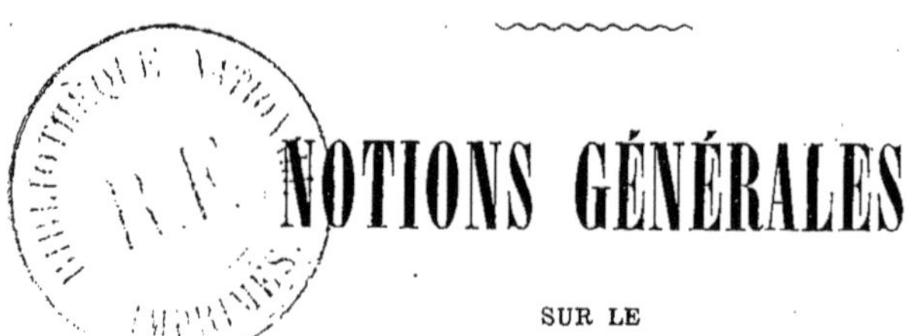

NOTIONS GÉNÉRALES

SUR LE

STRABISME

PAR

Le Dr E. MOTAIS

Docteur en médecine de la Faculté de Paris
Chef des travaux anatomiques à l'École préparatoire de médecine et de pharmacie d'Angers
Officier d'Académie
Membre de la Société de Médecine d'Angers
Membre du Conseil départemental d'hygiène et de salubrité publique

COMMUNICATION A LA SOCIÉTÉ DE MÉDECINE D'ANGERS

(SÉANCE DU 7 FÉVRIER 1881)

ANGERS

IMPRIMERIE P. LACHÈSE ET DOLBEAU
13, Chaussée Saint-Pierre, 13

1881

De toutes les affections de l'œil, le strabisme est aujourd'hui l'une des plus intéressantes au point de vue chirurgical.

Le strabisme a vraisemblablement toujours existé et la difformité qui le caractérise est assez manifeste pour qu'on l'ait observé de tout temps.

Mais si la simple constatation du strabisme a dû être aussi ancienne que cette affection elle-même, son étude scientifique ne remonte pas au delà de ce siècle.

Des travaux récents sur la réfraction oculaire ont fait ressortir l'influence considérable de la myopie sur le développement du strabisme divergent et de l'hypermétropie sur le développement du strabisme convergent. Depuis Bonnet de Lyon, les muscles de l'œil et la capsule de Ténon ont été l'objet de recherches fécondes en résultats pratiques. Après une période d'essais et de tâtonnements, le traitement orthopédique ou chirurgical a pu être institué sur des données anatomiques précises. La strabotomie est actuellement une opération parfaitement réglée et ses succès sont des plus brillants.

Cependant, malgré ces faits incontestables, l'opération du strabisme n'est pas encore généralement admise par le public et même par les médecins. M. le professeur Panas écrivait en 1873 [1] : « De nos jours, la strabotomie est une opération qu'on ne fait accepter au malade que très difficilement, et c'est ce qui explique le petit nombre d'opérations qui se pratiquent en France. »

En province, nous sommes encore moins favorisés que nos confrères de Paris. Pour notre part, nous avons vu le plus souvent l'opération envisagée avec effroi par la famille et acceptée avec beaucoup de défiance par les médecins consultés. Nous verrons plus tard les motifs de cette prévention, motifs qui n'ont plus raison d'être depuis les perfectionnements apportés au mode opératoire par M. de Graefe et au traitement orthophtalmique par M. Javal.

Nous espérons que ce travail contribuera à détruire un préjugé regrettable.

[1] *Leçons sur le strabisme.*

NOTIONS GÉNÉRALES

SUR LE

STRABISME

Anatomie des muscles de l'œil

Avant de parler du strabisme, c'est-à-dire du fonctionnement anormal des muscles de l'œil, il nous semble nécessaire de bien préciser les dispositions anatomiques et physiologiques normales de ces mêmes muscles.

Cette étude n'est pas chose simple, tant s'en faut. Malgré les travaux de Ténon, de Hélie, de Richet, de Lenoir, de Sappey, etc., nous trouverons encore des divergences assez sérieuses dans les opinions des auteurs.

Les muscles intrinsèques de l'œil sont au nombre de six.

Cinq naissent du fond de l'orbite. Ce sont les quatre M. droits, *supérieur, inférieur, externe, interne ;* de plus le M. *grand oblique* ou *oblique supérieur.*

Un seul vient du rebord orbitaire, c'est le M. *petit oblique* ou *oblique inférieur.*

Le M. droit *supérieur* s'insère en arrière sur la gaîne du nerf optique et l'anneau fibreux qui donne passage au nerf moteur oculaire commun.

De ce point, il se porte en avant dans une direction légèrement oblique de *dedans en dehors* et se fixe sur la partie supérieure de la sclérotique à 7 mill. de la cornée. Sa ligne d'insertion scléroticale n'est pas transversale ; l'extrémité externe s'avance un peu plus que l'interne.

Le M. *droit inférieur* s'insère sur le faisceau médian du *tendon de Zinn,* cordon fibreux qui part d'une fossette du sphénoïde située au-dessous et en dehors du nerf optique et se divise en trois branches, l'une externe sur laquelle s'attache le M. *droit externe,* la seconde médiane pour le M. *droit inférieur,* la troisième interne pour le M. *droit interne.*

Du tendon de Zinn, le M. *droit inférieur,* se dirige en avant et, comme le M. *droit supérieur, obliquement en dehors* pour s'insérer sur la sclérotique à 6 mill. du bord de la cornée.

Le M. *droit externe* s'insère, en arrière, sur le faisceau externe du tendon de Zinn et, par son extrémité antérieure, à 6 mill. et demi de la cornée.

Le M. *droit interne* plus volumineux et plus court que les trois muscles précédents se fixe sur le faisceau interne du tendon de Zinn et, en avant, sur la sclérotique à 5 mill. du bord interne de la cornée.

Ces quatre muscles s'insèrent donc sur la sclérotique suivant une spirale de plus en plus éloignée de la cornée. Le M. *droit interne* se fixe à 5 mill. du bord de la cornée; le M. *droit inférieur* à 6; le M. *droit externe* à 6 1/2; le M. *droit supérieur* à 7 millimètres.

Le *grand oblique* présente une disposition particulière.

Ce muscle s'insère en arrière sur la gaîne du nerf optique, entre le M. *droit supérieur* et le M. *droit interne*. De là, il se dirige en avant et en haut, gagne l'angle supérieur et interne de l'orbite, devient tendineux et s'engage dans une poulie ostéo-fibreuse qui lui est destinée. En ce point il se réfléchit, change totalement de direction, se porte en arrière, en dehors et en bas au-dessous du droit supérieur et s'enroule sur le globe pour se fixer à la partie supéro-externe de son *hémisphère postérieur* [1].

---

[1] Le M. grand oblique ne présente cette disposition que chez les mammifères. Chez les oiseaux et les poissons, il vient directement du rebord orbitaire comme le M. petit oblique.

Ces cinq muscles, très rapprochés au fond de l'orbite, se séparent en décrivant une courbe autour du bulbe oculaire et tendent à se rapprocher de nouveau à leur insertion scléroticale.

Le petit oblique, au contraire des cinq muscles précédents, ne vient pas du fond de l'orbite.

Il s'insère, sur le rebord orbitaire, en bas et en dedans, à deux ou trois millimètres du sac lacrymal. De là il se dirige en dehors et en arrière, s'enroule sur le globe comme le grand oblique, se recourbe en haut et, passant sous le droit externe, se fixe sur l'hémisphère postérieur de l'œil à 8 mill. environ de l'insertion oculaire du grand oblique.

Telle est la disposition anatomique des muscles de l'œil.

Capsule de Ténon

La capsule fibreuse de l'œil a reçu le nom de l'anatomiste qui en a donné, le premier, une bonne description.

On l'a désignée encore sous les noms d'aponévrose oculo-palpébrale, aponévrose orbitaire, aponévrose orbito-palpébrale.

L'importance de son rôle dans les mouvements réguliers ou anormaux de l'œil, son influence sur le mode opératoire et sur les résultats de la strabotomie nous rendent son étude très intéressante.

Avant de discuter les opinions différentes émises à son sujet, nous la décrirons telle que nous l'avons vue dans des dissections nombreuses et attentives, telle que nous l'avons préparée sur des pièces sèches ou conservées dans l'alcool, déposées au musée de l'École de médecine d'Angers.

La capsule de Ténon est formée de deux parties :

1° La *coque fibreuse de l'œil ou portion bulbaire* qui entoure complètement le bulbe oculaire depuis la cornée jusqu'au nerf optique ;

2° La portion *orbito-palpébrale ou diaphragmatique*, qui se détache *de toute la circonférence* de la coque fibreuse — au niveau de son tiers antérieur — pour se porter sur les paupières et sur les angles interne et externe de l'orbite, formant un véritable *diaphragme circulaire complet*.

A ces parties essentielles de la capsule de Ténon sont annexés deux *faisceaux musculo-fibreux* qui s'implantent, d'une part, sur la gaîne du M. droit interne et du M. droit externe et, d'autre part, aux angles interne et externe de la base de l'orbite.

La capsule de Ténon présente cette disposition générale. Étudions plus spécialement chacun de ses éléments.

A. La *partie bulbaire* entoure le globe tout entier, comme une coque fibreuse, ouverte en avant pour la cornée et en arrière pour l'insertion du nerf optique sur lequel elle se prolonge en forme de gaîne celluleuse.

Dans ses deux tiers postérieurs, la *face externe* de cette capsule isole complètement le globe du tissu cellulo-adipeux, muscle, graisse, nerfs et vaissaux contenus dans l'orbite.

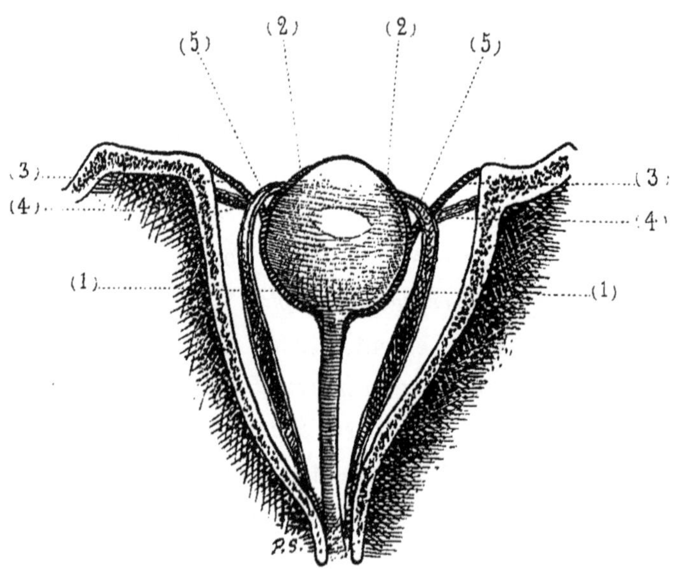

Disposition générale de la capsule de Ténon.

(1)   Capsule de Ténon partie bulbaire (intrà orbitaire)

(2)   Capsule de Ténon partie bulbaire (sous conjonctivale)

(3)   Capsule de Ténon partie diaphragmatique ou orbito palpébrale,
      traversée par les tendons des Muscles droits.

(4)   Aileron ligamenteux interne et externe
      M. orbitaire interne et externe de M.ᵣ Sappey.

(5)   Tendon des M. droits interne et externe.

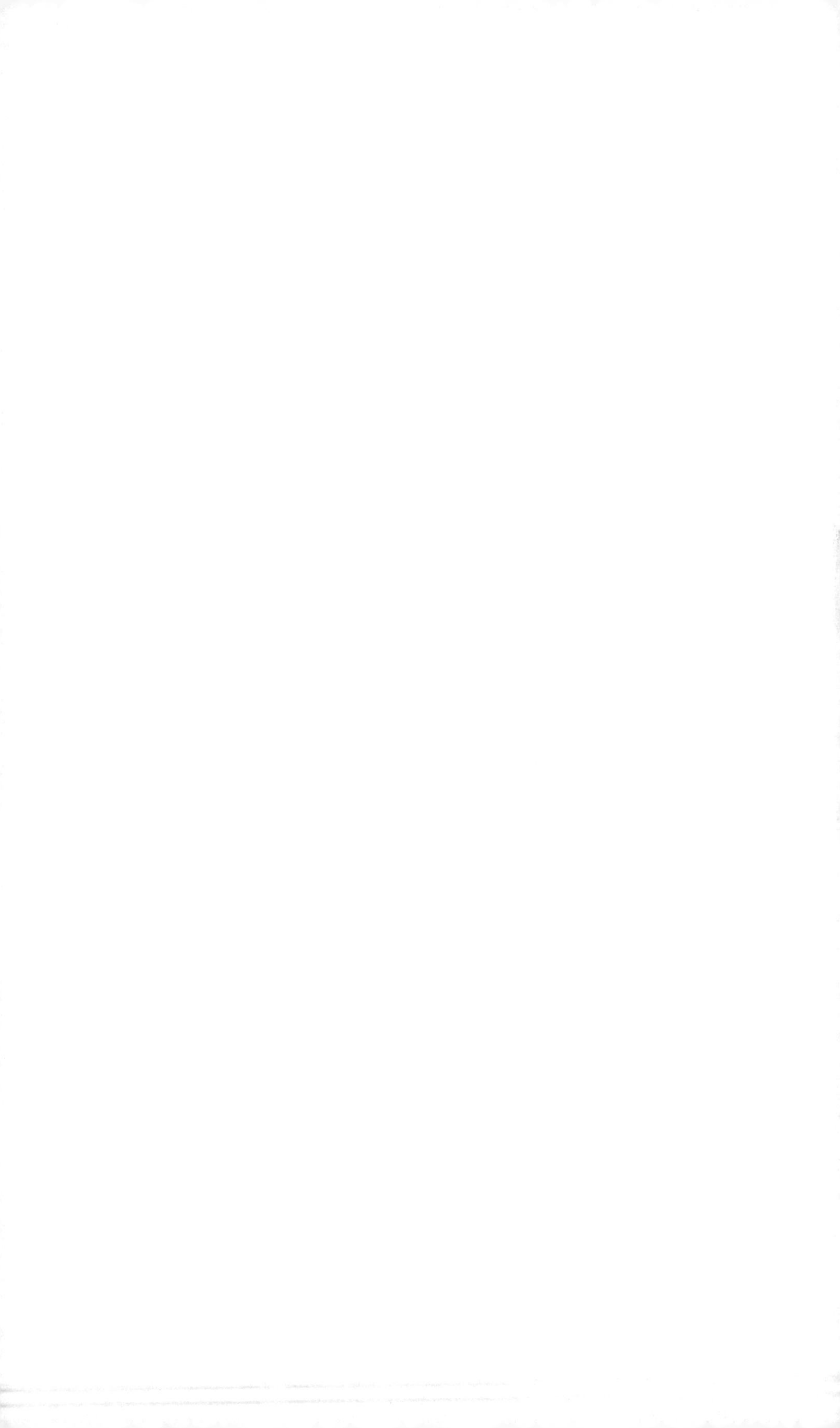

Dans son tiers antérieur, elle est en rapport avec la conjonctive. Lâchement unie à cette membrane près du cul de sac conjectival, elle se soude avec elle autour de la cornée.

La *face interne* est doublée d'un tissu celluleux à mailles très larges qui remplit le rôle d'une séreuse et permet au globe de rouler façilement dans sa coque comme la tête d'une énarthrose dans sa cavité de réception. (Cruveilhier.)

Les vaisseaux ciliaires postérieurs traversent en arrière la capsule bulbaire. En avant, les vaisseaux ciliaires antérieurs rampent dans son épaisseur.

La plupart des auteurs ne décrivent pas ainsi la *partie bulbaire* de l'aponévrose oculaire. Tous ont observé la *capsule postérieure* ou intrà orbitaire que l'énucléation du globe par la méthode de Bonnet met facilement en évidence.

Mais on ne mentionne pas son prolongement anté-rieur jusqu'à la circonférence de la cornée.

M. Panas [1], il est vrai, parle de tractus fibreux que s'envoient réciproquement les gaînes tendineuses des muscles droits en forme de *collerette* autour de la partie sous-conjonctivale du globe [2].

---

[1] *Leçons sur le Strabisme.*

[2] Les tractus fibreux et la partie sous-conjonctivale de la capsule ont été désignés souvent sous le nom de fascia sous-conjonctival ou de tissu épiscléral.

Cette collerette existe, mais au-dessous d'elle se trouve la capsule proprement dite.

M. le professeur Sappey la décrit le premier avec son exactitude et sa clarté habituelles :

« Elle s'étend du nerf optique à la cornée transparente ; embrasse par conséquent la plus grande partie de la surface du globe de l'œil, les neuf dixièmes environ, et constitue pour cet organe une enveloppe qui présente deux ouvertures et deux surfaces [1]. »

Pour démontrer la capsule *bulbaire* tout entière nous avons fait la préparation suivante :

Nous sectionnons la conjonctive autour de la cornée ; nous la décollons avec le manche d'un scapel jusqu'au cul-de-sac conjonctival et nous l'excisons.

Nous faisons ensuite la section *péricornéale* de la membrane fibreuse sous-jacente.

Nous séparons cette membrane de la sclérotique — à laquelle elle adhère en avant — à l'aide de ciseaux courbes ; nous détachons successivement, avec les ciseaux, les tendons de six muscles au ras de la sclérotique ; nous complétons le décollement avec le manche du scalpel et, le nerf optique étant coupé, nous enlevons le globe en l'attirant par l'ouverture antérieure de sa coque fibreuse. Le globe enlevé, la capsule s'affaisse, mais, en la tendant avec des pinces, on voit très nettement sa cavité sphérique avec ses

____

[1] M. Sappey, *Traité d'anatomie descriptive.* 2ᵉ édition.

deux orifices et la parfaite continuité de ses parties sous-conjectivale et intraorbitaire qui ne font qu'une seule et même membrane.

Pour une démonstration plus frappante encore, on peut, après la préparation précédente, disséquer la capsule bulbaire par *sa face externe*, l'isoler et la remplir, comme nous venons de le faire, de laine ou d'ouate ; après dessiccation, on obtient une sorte de cocon sphérique.

B. La partie *orbito-palpébrale ou diaphragmatique* de la capsule de Ténon a été décrite de plusieurs manières.

Pour Ténon, elle se détache de la partie bulbaire et se rend aux cartilages tarses.

Lenoir la prolonge jusqu'au rebord orbitaire dans toute sa circonférence.

Hélie et Richet en font une dépendance du périoste de la voûte orbitaire, lequel en se continuant avec la partie orbito-palpébrale, puis avec la partie bulbaire, « formerait une sorte de sac sans ouverture, ou encore de bonnet de coton, dont une partie repliée sur elle-même, sert d'enveloppe au globe de l'œil, tandis que l'autre recouvre les parois de l'orbite [1]. »

M. Sappey a démontré que les expansions verticales de la capsule ne traversaient pas les paupières

---

[1] Hélie, cité par M. Sappey.

pour se rendre jusqu'au rebord osseux; en haut, elles s'arrêtent au muscle orbito-palpébral [1].

En bas elles se soudent au ligament large.

M. Panas donne à peu près la même description.

Mais pour M. Sappey comme pour M. Panas, la portion orbito-palpébrale de la capsule fibreuse se réduit à quatre prolongements : l'un supérieur qui se rend à la paupière supérieure ; — l'autre inférieur qui se rend à la paupière inférieure ; — une expansion fibreuse interne (aileron interne. M. orbitaire interne, M. Sappey) qui s'attache à l'angle interne de la base de l'orbite ; — une expansion externe (aileron externe, M. orbitaire externe) qui s'attache à l'angle externe de l'orbite.

Ces prolongements se rejoignent-ils par leurs bords pour former un diaphragme circulaire complet, comme nous croyons l'avoir constaté? Ces auteurs ne le disent pas.

De plus, quel est le point de la capsule de Ténon que traversent les M. droits et sur lequel ils se réfléchissent?

Chaque muscle traverse-t-il l'expansion fibreuse qui lui correspond?

Nous l'admettons pour les expansions supérieure et inférieure, bien que M. Sappey ne précise pas ce

---

[1] M. Sappey ayant découvert des fibres musculaires lisses dans la partie antérieure du tendon du releveur, a désigné cette partie sous le nom de muscle orbito-palpébral.

fait; mais il ne peut en être ainsi pour les ailerons interne et externe qui partent *de la gaîne du tendon* pour se rendre à l'orbite.

La description que nous proposons nous semble exacte et répond en même temps à ces desiderata physiologiques.

De toute la circonférence de la capsule bulbaire se détache une lame fibreuse circulaire qui se soude, en haut, au muscle orbito-palpébral, en bas, au ligament large et, sur les côtés, se confond avec les deux extrémités du muscle orbito-palpébral et des ligaments larges pour se fixer sur la partie correspondante de la base de l'orbite, c'est-à-dire, en dedans sur le sac lacrymal, l'apophyse montante du maxillaire supérieur et l'apophyse orbitaire interne du frontal; en dehors sur la lèvre antérieure du rebord orbitaire, près de la suture fronto-malaire.

C'est ce diaphragme que traversent les quatre muscles droits; c'est sur l'orifice fibreux de ce diaphragme qu'ils éprouvent leur réflexion, réflexion accentuée en dedans et en dehors par deux trousseaux fibro-musculaires que nous étudierons bientôt.

Les tendons en traversant cette aponévrose ne font pas un trou à l'emporte-pièce, ils refoulent et *entraînent des brides fibreuses qui les entourent complètement et se fixent avec eux à la sclérotique.* Ces brides fibreuses forment aux tendons une gaîne très résistante qui se prolonge en arrière sur le corps des muscles en se raréfiant de plus en plus.

Du diaphragme complet, tel que nous venons de le décrire, il nous a paru impossible d'isoler les *deux faisceaux tendineux supérieur et inférieur* mentionnés par tous les auteurs depuis Ténon. Peut-être un peu plus dense au niveau du point traversé par les M. droits supérieur et inférieur, l'expansion circulaire ne nous semble présenter aucun faisceau fibreux distinct.

C. Les ailerons ligamenteux interne et externe (Ténon) sont au contraire très nettement séparés du diaphragme orbito-palpébral, en arrière duquel ils sont situés.

Ils ont été décrits à tort par plusieurs anatomistes comme les tendons orbitaires des M. droits interne et externe. Ils émanent, en effet, non des fibres musculaires elles-mêmes, mais seulement de la gaîne musculaire, au point où le muscle traverse le diaphragme.

Le faisceau fibreux externe est très résistant. Il s'insère en dedans à la gaîne du M. droit externe, se dirige de dedans en dehors et d'arrière en avant et se fixe sur l'orbite à 2 millimètres en arrière de l'insertion orbitaire du diaphragme.

Le faisceau interne, moins facile à isoler, s'insère en dehors à la gaine du M. droit interne, se dirige de dehors en dedans, d'arrière en avant et un peu de haut en bas, et se fixe à la moitié supérieure de la crête de l'os unguis.

M. Sappey a découvert dans la moitié orbitaire de ces deux expansions des fibres musculaires lisses et leur a donné le nom de muscles orbitaire interne et externe [1].

La capsule de Ténon envoie sur le tendon du M. grand oblique une gaîne celluleuse qui s'arrête à la poulie et ne s'étend pas sur le corps du muscle.

Elle fournit au petit oblique une gaîne complète. Ce dernier muscle présente de plus un faisceau tendineux triangulaire qui se fixe sur sa gaîne, sur le plancher de l'orbite et sur le muscle *orbitaire inférieur* qui ferme la fente sphéno-maxillaire. (M. Sappey.)

[1] M. Sappey, loc. cit.

Physiologie des muscles de l'œil

Ces connaissances anatomiques étant acquises, nous pouvons maintenant étudier avec fruit la physiologie des mouvements du globe oculaire.

Un muscle en se contractant tend à rapprocher son point d'insertion mobile du point fixe.

D'après ce principe, l'un des muscles droits entrant en contraction n'imprimerait pas seulement un mouvement de rotation au globe, mais l'attirerait en arrière; et, si les quatre muscles droits pouvaient se contracter simultanément, la rotation ne s'exercerait plus; le globe serait entraîné en masse au fond de l'orbite [1].

---

[1] Ce fait est normal dans certaines espèces animales. La grenouille par exemple a des yeux très saillants en dehors de l'eau. Lorsqu'elle plonge, elle retire ses yeux jusque dans la cavité buccale.

Cependant, chez l'homme, l'œil ne subit jamais ce déplacement postérieur.

Il nous est facile de nous rendre compte de cette fixité, en nous reportant à la description anatomique précédente. Nous avons vu, en effet, que le globe est suspendu au milieu de la cavité orbitaire par la capsule de Ténon ; or, cette capsule est fixée solidement aux angles interne et externe de l'orbite et aux deux paupières par des expansions multiples.

Elle est donc immobilisée et le globe de l'œil qu'elle entoure partage nécessairement sa fixité [1].

A l'état de repos, les muscles droits très rapprochés à leurs insertions postérieures s'écartent pour se mouler sur la convexité du globe et se rapprochent encore au niveau de leurs insertions antérieures ou scléroticales. Dans l'état de contraction, ils tendent à la direction rectiligne et devraient par conséquent comprimer le globe dans sa partie la plus saillante.

Des physiologistes ont essayé d'expliquer par la théorie de la compression musculaire le phénomène de l'accommodation — l'allongement de l'œil et le développement de la myopie consécutifs à des efforts de convergence trop prolongés.

---

[1] L'aponévrose orbitaire, en définitive, est donc tellement disposée que le plus mobile de tous les organes contenus dans l'orbite devient le plus fixe et que, loin de s'appuyer sur les parties qui l'environnent, celui-ci devient pour elle, au contraire, un point d'appui. — (M. Sappey, loc. cit.)

Nous n'oserions affirmer que, dans une contraction énergique, toute compression du globe fût impossible. Mais cette compression serait au moins très atténuée par une disposition anatomique sur laquelle nous avons insisté. *Les tendons des muscles droits traversent le diaphragme orbito-palpébral. Ils subissent à ce niveau une véritable réflexion* et, lorsqu'ils se contractent, leur pression ne porte pas sur le globe, mais *sur le rebord tendu et rigide de l'anneau fibreux.*

Dans la contraction des muscles droits interne et externe, les ailerons ligamenteux, faisceaux fibreux inextensibles, brident fortement le muscle, augmentent sa réflexion et contribuent aussi puissamment à assurer la protection du globe.

Si le globe de l'œil, maintenu par la capsule de Ténon, ne peut se déplacer en arrière, il exécute dans sa coque doublée d'une pseudo-séreuse des mouvemements de rotation multiples.

Quelle est l'action précise de chaque muscle dans ces mouvements de rotation?

Le M. droit interne et le M. droit externe font tourner l'œil autour de son axe vertical. Ils attirent la pupille directement en dedans ou en dehors. La contraction du droit interne est limitée par la tension de l'aileron ligamenteux externe qui lui sert de tendon d'arrêt, suivant l'expression de Ténon et le M. droit externe est limité par la tension de l'aileron interne.

Les M. droits supérieur et inférieur font mouvoir le globe autour de son axe horizontal. Ils attirent la pupille soit en haut, soit en bas. Mais ces deux muscles se dirigeant obliquement de dedans en dehors, ramènent en même temps la pupille dans le sens de leur insertion fixe, c'est-à-dire en dedans [1].

Le M. droit supérieur est donc rotateur en haut et en dedans.

Le M. droit inférieur, rotateur en bas et en dedans.

Ces deux muscles sont impuissants à produire seuls, soit l'élévation, soit l'abaissement directs. Ils s'associent pour ce mouvement le grand ou le petit oblique.

L'action physiologique de ces deux derniers muscles a été pendant longtemps controversée. Aujourd'hui même on peut encore lire dans des traités classiques d'anatomie des opinions contraires à la vérité. J'appelle spécialement l'attention des étudiants sur ces erreurs [2].

Les M. obliques font mouvoir le globe autour de son axe antéro-postérieur.

---

[1] De plus, par sa connexion avec la paupière supérieure, le M. droit supérieur est élévateur de cette paupière. Le M. droit inférieur abaisse la paupière inférieure.

[2] On sait, d'ailleurs, à combien de discussions ont conduit ces terribles muscles obliques qui n'ont encore, pour le plus grand nombre, qu'une propriété bien incontestable : celle de donner lieu aux opinions les plus opposées. — (M. Giraud-Teulon, *Le Strabisme et la diplopie*.)

Le grand oblique attire la pupille en avant, en bas et en dehors.

Le petit oblique en avant, en haut et en dehors.

Le grand oblique étant un muscle réfléchi, nous devons négliger dans l'étude de son action physiologique tout le corps du muscle situé en arrière de la poulie et ne tenir compte que de son tendon.

Or, ce tendon se dirige d'avant en arrière, de haut en bas et de dedans en dehors.

Il semble évident au premier abord qu'un tel muscle dont le point fixe est *en haut et en dedans*, doive attirer le point mobile, c'est-à-dire le globe *en haut et en dedans*.

Tous les anciens l'avaient cru et Cruveilhier l'affirme encore dans sa 4ᵉ édition [1].

On avait donné, pour ce motif, le nom de *nerf pathétique* à la 4ᵉ paire chargée d'inerver le *grand oblique*, le prétendu muscle de la *supplication*.

De même, le *petit oblique* dont l'insertion fixe est en bas et en dedans devait entraîner le globe, son

---

[1] « La contraction de ce muscle fait rouler l'œil sur lui-même, c'est-à-dire suivant son axe antéro-postérieur *de dehors en dedans*. En même temps qu'il fait tourner l'œil sur son axe antéro-postérieur, il porte la *pupille en haut et non point en bas* comme on l'a dit. » — (Cruveilhier, *Traité d'anatomie descriptive*, 4ᵉ édition.)

« Ce muscle (grand oblique) fait pivoter le globe de l'œil dans la cavité orbitaire de *dehors en dedans* et *de bas en haut*. » — (Chauveau, *Traité d'anatomie comparée des animaux domestiques*.)

point mobile, en bas et en dedans. Le petit oblique
était le muscle du mépris [1].

En réalité, les rôles attribués à ces deux muscles
doivent être renversés.

Les tendons des deux obliques s'insèrent en effet
sur l'hémisphère postérieur du globe oculaire.
M. Richet a particulièrement insisté sur ce détail anatomique qui donne la clef de la véritable action physiologique des deux muscles.

Lorsque le grand oblique se contracte, il attire l'*hémisphère postérieur en haut et en dedans,* mais,
en même temps, par un mouvement de bascule, l'*hémisphère antérieur* et la pupille sont *dirigés en
sens opposé,* c'est-à-dire en *dehors et en bas.*

Le mécanisme est semblable pour le petit oblique.
Il attire l'*hémisphère postérieur en bas et en dedans.
L'hémisphère antérieur se déplace en haut et en
dehors.*

Lorsque nous voulons porter le regard directement
en haut, le droit supérieur et le petit oblique se contractent. Tous les deux portent la pupille en haut,

---

[1] On a désigné les muscles de l'œil par l'expression qu'ils
contribuent à donner à la physionomie :
M. droit supérieur, *superbus, mirator,* M. de l'orgueil.
M. droit inférieur, *humilis,* M. de l'humilité.
M. droit externe, *indignatorius,* M. de l'indignation.
M. droit interne, *amatorius seu bibitorius,* M. de la tendresse
M. grand oblique, *patheticus,* M. de la supplication.
M. petit oblique, *contemnens,* M. du mépris et du dégoût.

mais, de plus, le droit supérieur l'attire en dedans et le petit oblique en dehors : le résultat est la vision directe en haut.

Lorsque nous voulons regarder directement en bas, nous obtenons ce mouvement par l'association du M. grand oblique et du M. droit inférieur.

Mais le globe peut se diriger non seulement vers les extrémités des diamètres horizontal et vertical ; il peut aussi prendre des directions obliques, grâce aux muscles obliques proprement dits ou à l'action combinée des muscles droits.

Si nous portons, par exemple, la pupille en haut et légèrement en dedans, le droit supérieur suffit ; mais si nous inclinons davantage le regard vers la rotation en dedans, le droit interne s'associe au droit supérieur.

Mouvements synergiques des deux yeux. — Vision binoculaire

Il suffit d'examiner un instant des yeux normaux pour constater que les mouvements des deux yeux sont toujours synergiques.

Lorsque nous regardons en haut, les deux M. droits *supérieurs* se contractent, plus ou moins associés aux M. *obliques inférieurs*, comme nous l'avons dit précédemment. — De même pour les M. *droits inférieurs* et les M. *grands obliques* lorsque nous regardons en bas.

Lorsque nous regardons en dehors, le M. *droit interne* d'un côté et le M. *droit externe* de l'autre entrent en contraction.

Lorsque nous regardons en dedans, lorsque nous faisons converger les deux yeux, les deux M. *droits internes* agissent simultanément.

Enfin dans les positions obliques, deux ou trois muscles de chaque œil combinent leur action.

Ces mouvements associés sont d'autant plus remarquables qu'ils sont commandés par des paires nerveuses différentes. — Nerf moteur oculaire commun pour le M. droit interne, inférieur, supérieur et le petit oblique; nerf moteur oculaire externe pour le droit externe ; nerf pathétique pour le grand oblique.

Chez la plupart des animaux, les yeux sont placés latéralement et tellement écartés l'un de l'autre que leur champ visuel est nécessairement distinct et leur action indépendante.

Chez les pithéciens, les anthropoïdes et l'homme, les yeux sont placés en avant, et ne sont séparés que par la racine du nez. Leur champ visuel est à peu près commun. Ils peuvent donc s'associer pour une action commune. La vision binoculaire produite par cette association est un avantage réel [1] et donne à la vue plus de précision, mais à la condition suivante : les deux points de la rétine *impressionnés par les rayons lumineux émanant de l'objet visé doivent être identiques*.

Or, sur la rétine des pithéciens, des anthropoïdes et de l'homme, existe une tache de couleur jaune, déprimée à son centre — fovea, macula lutea — située

---

[1] Les objets étant vus par chaque œil sous un angle différent, la sensation du *relief* naît de cette comparaison.

à 3 millimètres en dehors de la papille optique. Cette tache, d'une structure spéciale, est le point le plus sensible de la rétine, le point visuel par excellence, le siège de l'attention. Lorsque nous dirigeons nos regards intentionnellement, lorsque nous fixons un objet, nous le voyons toujours avec la tache jaune.

Les efforts d'association des deux yeux doivent donc s'exercer dans ce but : faire tomber l'image de l'objet fixé sur les deux maculas [1].

L'axe antéro postérieur de l'œil normal passe à peu près par le centre de la cornée et par la macula.

Lorsque les muscles synergiques des deux yeux se contractent dans une égale proportion, nous constatons qu'ils dirigent également le centre des deux cornées vers l'objet fixé; l'image de cet objet se peint sur les deux points identiques de chaque rétine et, bien qu'en réalité nos deux yeux reçoivent chacun une image distincte, cette image double sera fusionnée dans le cerveau et ne donnera lieu qu'à une perception simple.

Mais lorsqu'il n'y a plus harmonie entre la puissance des muscles de l'œil droit et des muscles de

---

[1] Nous ne voulons pas insister ici sur la définition de l'axe optique et de l'axe de figure — sur les variétés de situation de la macula chez les myopes et les hypermétropes — sur la détermination de l'angle α. Toutes ces questions sont exposées avec netteté dans le *Traité du diagnostic des maladies des yeux*, par le Dr Landolt.

l'œil gauche, le centre d'une cornée regarde le point visé tandis que le centre de l'autre cornée se dirige plus en dedans ou plus en dehors : *il y a strabisme*.

L'image se dessine bien sur la macula du premier œil, mais elle frappe un point périphérique de l'autre rétine. Les deux impressions reçues sont différentes ; la vision associée n'existe plus, et, lorsque l'image de l'œil dévié n'est pas effacée par un singulier phénomène cérébral sur lequel nous reviendrons plus tard, les deux images ne sont plus fusionnées : il y a vue double, diplopie.

L'étude physiologique des muscles de l'œil nous amène ainsi tout naturellement à parler du *strabisme*.

Strabisme proprement dit. — Définition

Le strabisme est donc une dissociation de la vision binoculaire produite par un défaut d'équilibre dans les muscles des yeux.

Mais ce défaut d'équilibre peut tenir lui-même à deux causes principales :

1° Une paralysie d'un ou de plusieurs muscles. L'œil est nécessairement entraîné par les muscles antagonistes ;

2° La prépondérance excessive d'un muscle sans paralysie du muscle antagoniste.

Dans le premier cas, le strabisme est désigné sous le nom de strabisme paralytique. Il demande une étude et un traitement tout spéciaux. Nous ne nous en occuperons qu'en passant, à propos du diagnostic.

L'excès de prédominance d'un muscle sans paralysie de l'antagoniste constitue le strabisme proprement dit dont il sera question dans le cours de ce travail.

Caractères du strabisme

Prenons pour exemple un strabisme convergent ou interne de l'œil droit. (Photographies n°s 1, 3, 6.)

Le strabique fixe un objet placé à deux mètres devant lui. L'œil gauche se dirige vers cet objet. L'œil droit est dans la rotation en dedans.

Comme nous le disions tout à l'heure, l'œil gauche voit avec son point central : la macula, l'œil droit avec un point périphérique situé en dedans de la macula.

Les images reçues par l'œil gauche et par l'œil droit ne sont donc point identiques. Elles n'ont ni la même intensité, ni la même direction : conditions nécessaires à la vision binoculaire simple.

Le malade devrait voir deux images, l'une réelle, correspondant à la véritable position du point de mire, l'autre fausse [1] plus ou moins éloignée de l'objet.

La diplopie existe, en effet, constamment dans le strabisme paralytique.

Dans le strabisme proprement dit, elle est, au contraire, très rare.

Pourquoi cette anomalie?

Nous savons, en effet, que deux images rétiniennes non identiques ne peuvent pas se fusionner.

Si, malgré sa déviation et contrairement à la théorie, le strabique ne voit qu'une image qui est l'image réelle de l'objet, il faut que l'image fausse de l'œil strabique ait été supprimée.

En quel point et comment s'opère cette suppression?

La rétine, organe de réception, le nerf optique, organe de transmission, sont intacts.

L'impression visuelle est donc bien reçue et transmise à la substance grise des tubercules quadrijumeaux.

Que devient-elle dans le cerveau?

Les deux images émanées de l'œil sain et de l'œil strabique ne pouvant pas être fusionnées, la diplopie qui en résulte gêne à un très haut degré la netteté de la vision. Pour se soustraire à cette cause de trouble dans la fonction visuelle, le cerveau s'ha-

---

[1] Quant à la direction.

bitue à ne pas tenir compte de l'image plus faible de l'œil dévié ; il la *neutralise*.

Le cerveau s'isole de même des impressions olfactives, auditives ou tactiles, lorsqu'il concentre son action sur un point déterminé et localise, pour ainsi dire, son fonctionnement.

Ce phénomène de *neutralisation* n'est donc pas spécial au sens de la vue.

Il n'est pas moins très remarquable et prête à des considérations physiologiques du plus haut intérêt sur lesquelles nous insisterons ailleurs.

Variétés du strabisme

Les variétés du strabisme sont très nombreuses.

Suivant le muscle prédominant, le strabisme est *interne* ou *convergent*, *externe* ou *divergent*. Il peut être *composé* comme chez le sujet représenté par la photographie nº 2 qui louchait à la fois en haut et en dedans. Nous avons dû faire la ténotomie du M. droit supérieur après celle du M. droit interne.

Le strabisme peut être *périodique (intermittent)* ou *permanent*.

Disons tout d'abord que le strabisme commence presque toujours par être périodique; sous l'influence de la cause qui tend à produire la déviation, l'œil est entraîné momentanément par l'un des muscles, puis le muscle antagoniste se contracte énergiquement pour rétablir le parallélisme des deux axes optiques.

Cette lutte continue jusqu'à ce que le muscle déviateur l'emporte définitivement. Le strabisme devient
alors permanent.

Il n'est pas rare de voir apparaître momentanément, sous l'influence d'une vive émotion, une déviation très manifeste chez des personnes dont le
strabisme est ordinairement très faible ou même
latent.

Le strabisme périodique s'observe surtout dans la
myopie forte. Le myope voit de près et, pour cette
vision à courte distance, il est obligé de converger
énergiquement. Les muscles droits internes sont
appelés à un effort sans cesse renouvelé et d'autant
plus fatigant que l'œil myope ne représente plus le
sphéroïde normal, mais un ovale dont la rotation est
plus difficile.

Souvent l'un des droits internes devient im-
puissant à produire la convergence voulue, il renonce
à la lutte et lorsque le myope regarde de près, le
droit externe agissant seul, entraîne le globe en
dehors.

Ce genre de strabisme intermittent est assez commun.
Il est aussi, comme nous le verrons, l'origine la plus
fréquente du strabisme externe permanent.

Le strabisme affecte un seul œil d'une manière
constante ou les deux yeux alternativement.

Dans le premier cas, c'est le strabisme *concomitant*.

Dans le second cas, c'est le strabisme *alter-nant*.

Le strabisme concomitant est ainsi nommé parce que l'œil strabique fixant un objet, et l'œil sain étant recouvert par un écran, celui-ci se place derrière l'écran dans la position déviée où se trouverait l'œil strabique si les deux yeux étaient découverts.

Il y a égalité parfaite, concomitance, entre le degré de cette déviation *secondaire* de l'œil sain et la déviation *primitive* de l'œil malade.

Dans le strabisme concomitant, l'œil sain se déplace donc *derrière* l'écran. Mais, à découvert, dans la vision ordinaire, la déviation ne varie pas; elle affecte toujours le même œil.

Dans le strabisme *alternant,* sous l'influence de la volonté ou de la direction du regard, on voit le sujet loucher tantôt de l'œil droit, tantôt de l'œil gauche.

Nous avons rencontré le strabisme alternant huit fois sur soixante-deux cas.

Il peut se produire sous l'influence d'une anomalie de l'appareil visuel qu'on nomme l'anisométropie. Nous en avons en ce moment un exemple très remarquable chez l'un de nos malades. L'œil droit est fortement myope; l'œil gauche très hypermétrope. Pour voir de loin, notre malade se sert de l'œil gauche hypermétrope et se débarrasse de l'œil droit en le rejetant en dedans. Pour voir de près, il se sert de l'œil droit myope et devient strabique de l'œil gauche [1].

Par ce singulier artifice, il échappe au trouble visuel que produiraient des états de réfraction trop dissemblables.

Le strabisme peut donc affecter un seul œil ou les deux yeux alternativement. Peut-il exister dans les deux yeux à la fois?

Cette question a été très controversée. M. de Wecker nie formellement ce strabisme *double*. M. Giraud-Teulon affirme au contraire qu'il est le plus fréquent.

« Dans certain, cas, la discordance des axes optiques ne se borne pas à un défaut d'harmonie entre eux, mais ces axes optiques affectent, en outre, *chacun,* un rapport vicié avec les limites de l'ouverture orbitaire, fente palpébrale (celle-ci étant d'ailleurs normale). Ceci posé, nous dirons qu'un strabisme ancien est presque toujours double [2]. »

Nous avons souvent vérifié cette assertion.

Lorsqu'un strabisme est très prononcé, l'œil sain est toujours entraîné lui-même du côté de la déviation et le malade est obligé d'incliner la tête pour

---

[1] Cette curieuse anomalie reproduit un phénomène normal chez beaucoup d'arthropodes qui se servent de leurs yeux à facettes pour voir de loin et de leurs yeux lenticulaires pour voir e près.

[2] *De l'œil* par M. Giraud-Teulon.

amener l'objet visé dans l'axe optique. Après la ténotomie, l'équilibre musculaire étant rétabli dans l'œil opéré, on remarque souvent un léger strabisme dans l'autre œil, strabisme qui se corrige d'ailleurs sans difficulté par des moyens orthopédiques. Notre premier opéré (photographie 1), présentait un strabisme double à un très haut degré. Il devait, pour la lecture, placer sa tête dans une inclinaison latérale tellement gênante qu'il avait été forcé d'interrompre ses études.

Étiologie du Strabisme

Le strabisme peut être produit par des causes multiples [1] :

1° L'*Hérédité*. — Nous avons observé deux cas dans lesquels, en l'absence de toute autre cause, l'hérédité semblait être la source du strabisme. La mère de l'un des enfants strabiques était strabique elle-même ; le père de l'autre enfant était atteint d'un nystagmus intense ;

2° *Direction vicieuse du regard*. — Les parents font remonter la plupart des strabismes à certaine position du berceau, à la déviation de l'œil produite par un objet (mèche de cheveux, objet brillant) qui attire souvent le regard de l'enfant dans une adduction

---

[1] Nous donnerons plus loin le tableau étiologique des 62 cas de strabisme que nous avons observés avec soin.

ou une abduction forcée. Nous ne nions pas d'une manière absolue l'influence de cette cause, mais nous ne l'avons jamais constatée ;

3° *Convulsions infantiles.* — Cette maladie donne lieu plus souvent à un strabisme paralytique, cependant le strabisme peut être aussi spasmodique. Nous l'avons rencontré deux fois ;

4° *Kératite ulcéreuse.* — Leucoma de la cornée. Ce point étiologique a été très vivement discuté.

Jules Guérin pensait que la vision étant rendue très inégale par la taie de la cornée, l'enfant cherchait à neutraliser par le strabisme l'œil plus faible ou encore qu'une moitié de la cornée étant opaque, l'œil se déviait instinctivement en dehors ou en dedans — suivant la position de la tache — pour amener la moitié transparente en face des rayons lumineux.

Une troisième théorie prétend que l'inflammation de la cornée et de la conjonctive s'étend jusqu'au tissu épiscléral, à la gaîne du muscle [1] et au muscle lui-même, en produisant une rétraction consécutive dans les tissus fibreux et musculaires. Cette dernière théorie est restée jusqu'ici hypothétique et n'a pas été confirmée par l'observation directe.

M. Cuignet a soutenu une opinion différente.

---

[1] Le tissu épiscléral et la gaîne des muscles de l'œil dépendent, comme nous l'avons vu, de la capsule Ténon.

D'après lui, le leucoma, quel qu'il soit, n'est rien ; la photophobie est tout. La kératite ulcéreuse s'accompagne d'une photophobie intense. Le petit malade cherche à dérober son œil à l'action de la lumière et attire la cornée dans l'angle interne. La théorie de la contraction réflexe proposée par M. Giraud-Teulon pourrait se rattacher à celle de M. Cuignet.

Nous avons observé sur soixante-deux strabismes onze strabismes convergents dus à des kératites ulcéreuses.

Sept semblaient devoir être attribués à la photophobie, — le strabisme ayant été noté pendant ou immédiatement après la kératite.

Quatre au contraire étaient manifestement indépendants de cette cause, la première apparition du strabisme, — d'abord périodique, — n'ayant eu lieu que deux ans en moyenne après la kératite [1]. Dans ces quatre cas, nous avons constaté — en outre des leucomas — un astigmatisme irrégulier très prononcé.

4° *Anomalies de réfraction*. — De toutes les causes du strabisme, les anomalies de la réfraction sont les plus fréquentes. Donders et De Graëfe ont mis ce fait hors de doute.

La myopie produit le strabisme divergent ; — l'hypermétropie, le strabisme convergent.

[1] Nous avons observé nous-même deux de ces enfants dans l'intervalle. Les deux autres étaient attentivement surveillés par leurs parents que nous avions prévenus.

Nous avons donné précédemment l'explication du strabisme divergent chez le myope. La vision binoculaire rapprochée exige une convergence incessante ; l'un des droits internes fatigué par cette action exagérée se relâche et le droit externe correspondant dévie l'œil de son côté.

Dans l'hypermétropie, l'axe optique, par suite du déplacement de la macula , passant en dedans du centre de la cornée, dans la vision de loin, les yeux des hypermétropes sont en divergence ; cette divergence peut être assez prononcée pour donner lieu à ce qu'on appelle vulgairement un regard faux, — un faux strabisme. — Elle ne se maintient que par la contraction répétée du droit externe. Ce muscle épuisé devient insuffisant et le droit interne l'emporte.

Dans la plupart des statistiques, la part d'influence de la myopie sur le strabisme divergent et de l'hypermétropie sur le strabisme convergent s'exprime par le rapport de 70 %.

Sur quatorze strabismes divergents, nous avons trouvé treize strabismes dus à la myopie, — un seul consécutif à une paralysie accidentelle.

Sur quarante-huit strabismes convergents trente-deux étaient le résultat de l'hypermétropie.

Nous ajouterons que six de ces strabiques hypermétropes avaient en même temps un astigmatisme de l'œil dévié.

La découverte de la relation fréquente qui existe

entre les vices de réfraction et le strabisme n'est pas seulement intéressante au point de vue étiologique.

Ses conséquences sont aussi importantes, comme nous le verrons plus tard, au point de vue du traitement.

Quelle que soit la cause déterminante du strabisme, tous les auteurs admettent qu'il existe antérieurement une prédisposition à cette affection. L'apparition du strabisme n'est jamais ou presque jamais congénitale ; mais l'insuffisance musculaire qui prédispose à la déviation est congénitale. Tout hypermétrope ou myope ne deviendra pas strabique, mais celui-là seulement dont le muscle, droit externe ou droit interne, sera primitivement trop faible.

Nous avons resumé daus le tableau suivant l'étiologie des soixante-deux cas de strabisme que nous avons observés :

Strabisme divergent.....	14	1 consécutif à une paralysie accidentelle.	
		13 dus à la myopie, dont 5 strabismes périodique .	
Strabisme convergent...	48	hérédité (strabisme chez la mère)	1
		hérédité (nystagmus chez le père)	1
		convulsions infantiles........................	2
		kératites { dus à la photophobie............	7
		leucomas et astigmatisme........	4
		hypermétropie { simple.....................	25
		avec astigmatisme de l'œil strabique	6
		avec hérédité possible (nystagmus) chez la mère..........	1
		anisométropie { œil droit myope, œil gauche hypermétrope	1

Effets du strabisme

Lorsque le strabisme est ancien, le muscle déviateur se rétracte et devient plus court qu'à l'état normal.
Dans les cas très prononcés, les fibres musculaires
lisses des faisceaux profonds qui fixent à l'orbite les
M. droits interne et externe participent à cette rétraction et exagèrent encore le raccourcissement du muscle.

Ces lésions n'existent pas dans le strabisme périodique qui peut disparaître sans traitement ou par un
traitement orthopédique ; mais elles se développent
progressivement dans le strabisme permanent et lui
enlèvent toute chance de guérison spontanée.

La conséquence la plus grave du strabisme est
l'amblyopie de l'œil dévié. *Tout œil qui louche cesse
graduellement de voir et, tôt ou tard, son acuité
visuelle disparaît totalement.* Si nous nous en rap-
portons à nos observations, nous aurons les moyennes

suivantes : le strabisme ayant débuté de un à trois ans, à dix ou douze ans l'acuité visuelle descend à 7 ou 8/10, — à quinze ans à 6/10, — à vingt ans à 4/10, — à vingt-cinq ans à 3/10, — à trente ans et au delà, —à deux ou 1/10me jusqu'à une amblyopie totale.

Ce fait est malheureusement trop peu connu. La plupart des strabiques ne s'en aperçoivent que lorsqu'on attire leur attention sur ce point en plaçant un écran devant l'œil sain et les invitant à regarder de l'œil dévié. Ils sont très surpris de lire avec peine les plus gros caractères d'imprimerie ou d'en être réduits à distinguer vaguement la clarté du jour ou d'une lampe.

D'où vient ce phénomène si remarquable par sa constance et sa gravité ?

Après avoir déterminé l'acuité visuelle de vingt-sept strabiques atteints d'amblyopie à un degré plus ou moins élevé, nous avons examiné les milieux de l'œil et les membranes profondes avec l'éclairage latéral et l'ophtalmoscope et nous avons constaté dans tous les cas la transparence parfaite des milieux de l'œil, l'intégrité de la papille, de la rétine et de la choroïde. Depuis longtemps les oculistes sont d'accord à ce sujet :

La perte de la vue ne s'explique par aucune lésion appréciable.

A propos de l'absence de déplopie dans le strabisme,

nous avons fait ressortir cette singulière sélection cérébrale au moyen de laquelle le sensorium perçoit
l'image transmise par l'œil sain et ne perçoit pas
l'image de l'œil strabique. L'œil strabique devient
donc inutile. Il ne fonctionne pas et, comme il arrive
à tout organe oisif, ses éléments s'atrophient et deviennent peu à peu insensibles à leur excitant spécial :
la lumière.

Dans le strabisme, l'un des yeux est donc exclu de
la vision, d'abord par le fait de la déviation. La
ténotomie en rétablissant le parallélisme des axes
optiques, lui rend ses fonctions.

Plus tard, l'œil est non seulement dévié, mais il
est insensible ; la ténotomie ne peut plus sauver un
organe trop compromis.

Diagnostic du strabisme

Lorsqu'un strabisme se présente à nous, nous avons à résoudre les questions suivantes :

1° Quel est le sens de la déviation?

2° Quel est l'œil dévié?

3° De combien de degrés est-il dévié?

4° A quelle cause faut-il attribuer la déviation [1]?

1° Quelle est le sens de la déviation?

L'œil est-il dévié en dedans (strabisme convergent) ou en dehors (strabisme divergent), en haut ou en bas ou dans une direction oblique?

Une observation attentive permettra de résoudre facilement cette première question.

[1] M. Landolt, *Traité du diagnostic des maladies des yeux.*

2° Quel est l'œil dévié?

L'erreur semble ici presque impossible. Cependant nous avons vu souvent la famille du malade, des étudiants et des médecins eux-mêmes s'y tromper, après un examen superficiel.

Il est toujours prudent d'avoir recours au moyen de diagnostic suivant — moyen très simple et infaillible.

Recommandez au strabique de fixer un point quelconque, un doigt par exemple placé en face de lui, à un mètre environ. Placez un écran devant l'œil droit, l'œil gauche continue à regarder l'objet sans faire de mouvement. Placez alors l'écran devant l'œil gauche, vous verrez immédiatement l'œil droit se redresser pour fixer le point de mire. Cet œil, en effet, n'était pas dans la bonne direction : il doit se déplacer pour la chercher.

Dans cette épreuve, l'œil qui se déplace est l'œil malade.

Il peut arriver que l'examen répété à plusieurs reprises donne des résultats contraires. Le redressement s'opère tantôt dans l'œil gauche, tantôt dans l'œil droit.

Cela tient à ce que le malade louche *alternativement* des deux yeux : le strabisme est alternant.

3° De combien de degrés l'œil est-il dévié?

Pour mesurer cette déviation, on a inventé de nombreux instruments auxquels on a donné le nom de strabomètres. Ils consistent en une règle graduée, légèrement curviligne pour se mouler sur le bord de la paupière inférieure. En choisissant un point de repaire sur le bord palpébral, le point lacrymal, par exemple, on prend la distance qui sépare les deux cornées de ce point de repaire. La différence est la mesure du strabisme.

Le périmètre de M. Landolt serait de tous les procédés de mensuration le plus parfait, s'il était plus pratique.

Nous avons encore les prismes.

Pour employer ce procédé, il est nécessaire de reproduire la diplopie presque toujours latente dans le strabisme.

Nous devons à M. Javal un artifice ingénieux à l'aide duquel on obtient souvent ce résultat. Il suffit de placer devant l'œil sain un verre coloré. Ce verre affaiblit l'image et lui donne une nuance différente de celle de l'œil dévié. Le malade voit alors deux lumières, l'une rouge par exemple, l'autre blanche. La lumière blanche est vue par l'œil dévié. Elle est placée du même côté que l'œil strabique dans le strabisme convergent (diplopie homonyme) et du côté opposé dans le strabisme divergent (diplopie croisée.)

Lorsque l'amblyopie de l'œil dévié est arrivée à un très haut degré, l'emploi du verre coloré ne suffit pas pour rétablir la diplopie. On se sert alors d'un prisme vertical, à sommet tourné en haut [1].

Un prisme, ainsi posé, projette l'image sur une partie de la rétine qui n'est pas habituée à la recevoir. Cette impression nouvelle réveille la perception cérébrale et la diplopie reparaît.

Sur deux yeux sains, cette diplopie se produirait également; mais ces deux yeux étant parallèles, l'image serait déplacée directement en haut. Si l'objectif était une lampe, l'œil muni du prisme verrait une lumière en haut, l'œil libre verrait une lumière en bas, mais ces deux lumières seraient parfaitement superposées.

Chez un strabique, au contraire, le prisme produit d'abord la déviation verticale qui lui est propre; de plus, l'œil strabique ajoute sa propre déviation transversale et la lumière qu'il voit est à la fois déplacée *en haut* et *latéralement*.

Il s'agit de neutraliser la déviation *latérale* et de ramener ainsi la vision strabique aux conditions de la vision normale.

Plaçons sur le premier prisme *vertical* un prisme *horizontal* à sommet en dedans, s'il s'agit d'un strabisme convergent; en dehors, s'il s'agit d'un strabisme

---

[1] Un prisme dévie les rayons lumineux dans le sens de sa base et — d'après le principe de l'extériorité rétinienne de Porterfield — l'image paraît déplacée vers le sommet.

divergent. Lorsque le numéro du prisme sera suffisant, les deux lumières se placeront directement l'une au-dessus de l'autre.

La déviation du strabisme sera neutralisée. Or, nous savons qu'un prisme dévie les rayons lumineux d'une quantité égale à la moitié de son angle principal. Le numéro du prisme correspond à cet angle. Si le prisme nécessaire à la correction porte le n° 10, la déviation sera donc évaluée à la moitié, c'est-à-dire 5 %.

Ce procédé de mensuration donne des résultats très exacts ; cependant dans l'essai successif des prismes, lorsqu'on arrive à un numéro trop faible encore mais voisin du numéro cherché, l'œil éprouvant le besoin de la vue binoculaire et n'ayant plus qu'un léger effort à faire pour y arriver, se déplace dans le sens voulu et complète l'action du prisme.

Mais cette cause d'erreur n'est à craindre que dans le procédé de M. Javal (verre coloré). — Avec le prisme vertical, la vision binoculaire étant rendue impossible, l'œil dévié ne peut être sollicité dans ce sens.

Ce premier examen ne suffit pas pour apprécier le degré du strabisme. Une déviation peut être très faible dans la vison éloignée et augmenter considérablement dans la vision rapprochée ou dans certaines directions du regard. Nous devons donc explorer les rapports des deux yeux en variant la situation du point de mire.

Il est encore nécessaire de s'assurer du degré d'insuffisance du droit externe dans le strabisme convergent et du droit interne dans le strabisme divergent.
On recommande au strabique de suivre avec l'œil le
doigt de l'observateur qui se déplace progressivement
dans le sens du muscle; celui-ci se contracte pour
suivre le mouvement du doigt et réussit à conduire
la pupille jusqu'à l'angle de l'orbite ou plus ou moins
loin de cet angle s'il est plus ou moins affaibli ; on
tiendra compte du résultat de cet examen dans la
ténotomie et surtout dans le traitement orthophtalmique
applicable après l'opération.

4º A quelle cause doit-on attribuer la déviation?

Les considérations que nous avons exposées à
propos de l'étiologie, nous mettent sur la voie de
cette partie du diagnostic.

On s'informera des antécédents près des parents
ou du strabique lui-même.

Les parents étaient-ils atteints de strabisme ou de
nystagmus et l'hérédité peut-elle être soupçonnée ?

A quelle époque remonte l'affection actuelle? Est-
elle survenue après des convulsions infantiles?

Pendant le cours d'une ophtalmie ou longtemps
après — et, dans ce dernier cas, existe-t-il des taies
cornéales avec *ou sans astigmatisme irrégulier?*

Le malade présente-t-il une lésion des membranes
profondes de l'œil?

On le vérifie à l'aide de l'ophtalmoscope.

Enfin et surtout, on doit s'attacher tout spécialement à déterminer l'état de réfraction des yeux. Nous avons vu, en effet, que les auteurs attribuent les deux tiers des strabismes convergents à la myopie. Dans la statistique que nous avons apportée nous-même, sur quatorze cas de strabisme divergent, treize étaient dus à la myopie; sur quarante-huit cas de strabisme convergent, trente-deux tenaient à l'hypermétropie.

Les vices de réfraction seront déterminés soit avec l'ophtalmoscope à réfraction, soit avec des verres d'essai et l'échelle de Snellen ou de Monnoyer.

Nous ne pouvons nous dispenser d'indiquer en quelques mots le diagnostic du strabisme proprement dit dont nous nous occupons exclusivement et du strabisme paralytique.

STRABISME PROPREMENT DIT.	STRABISME PARALYTIQUE.
Pas de diplopie.	Diplopie.
La pupille de l'œil strabique peut être entraînée dans le sens opposé à la déviation par le muscle antagoniste.	La pupille ne dépasse pas la ligne médiane, le muscle opposé au sens de la déviation étant paralysé.
La déviation primitive et la déviation secondaire sont égales.	La déviation secondaire n'est pas égale à la déviation primitive.

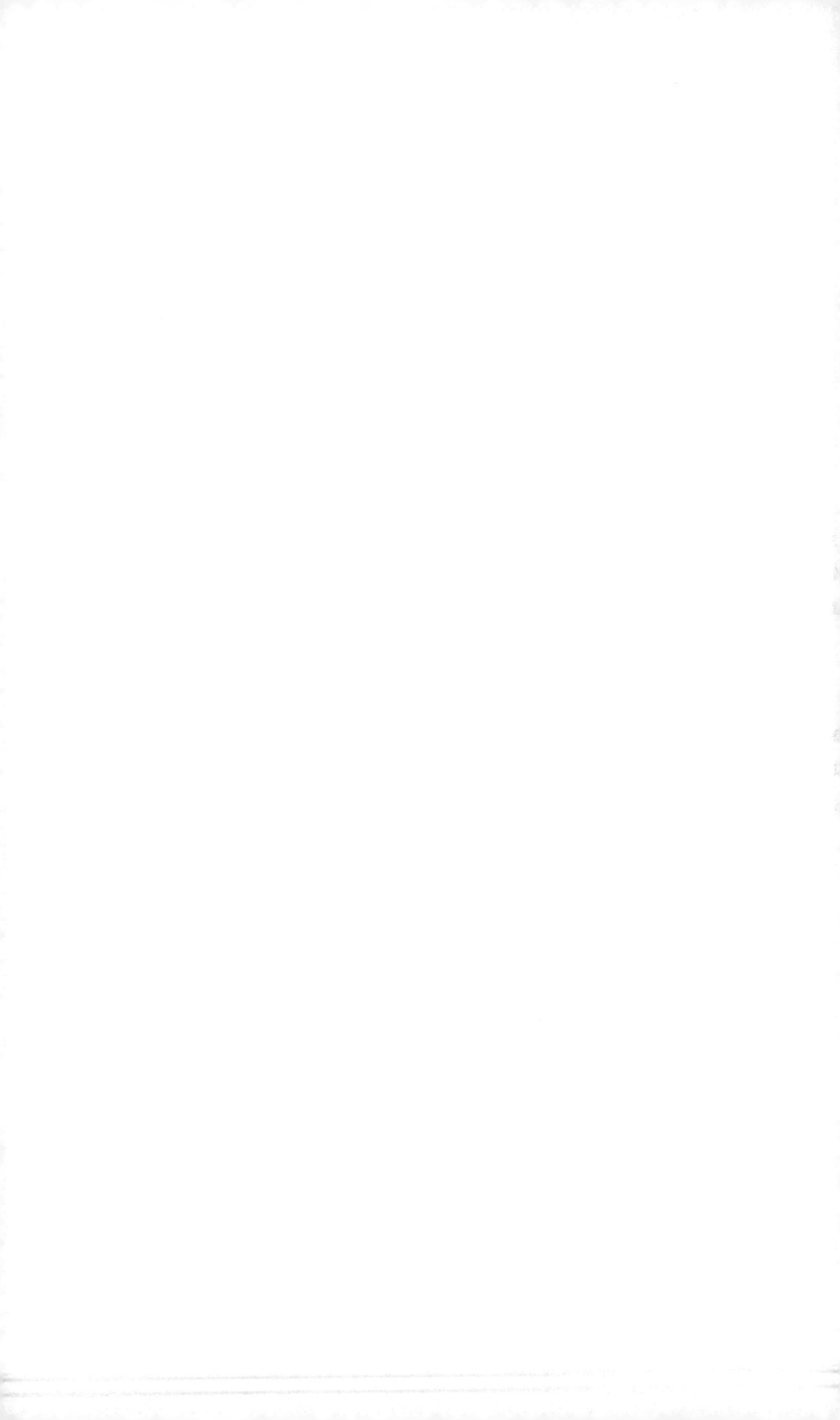

TRAITEMENT DU STRABISME

Traitement préventif

Lorsque surviendront les maladies, soit locales, soit générales, que nous avons signalées comme causes déterminantes du strabisme, on devra se préoccuper du développement possible de cette affection.

La médication la plus rapide et la plus énergique opposée à ces maladies sera en même temps le meilleur préservatif contre le strabisme.

Nous n'avons pas de recommandations spéciales à faire pour les convulsions — toujours graves et toujours effrayantes. — Les parents appellent immédiatement le médecin qui donne toutes ses attentions et ses soins au petit malade. Si la déviation de l'œil se produit quand même, nous verrons plus loin quelles sont les mesures à prendre. Il n'en est pas ainsi des kératites ulcéreuses, causes fréquentes du strabisme (11 fois sur 62). La négligence des parents est souvent incroyable. Ils soignent leurs enfants avec des moyens insignifiants ou des remèdes de commères pendant quinze jours, un mois, avant de consulter un médecin. L'affection est devenue très rebelle ; la photophobie est intense et prolongée ; les taies cornéales sont plus profondes et plus étendues : conditions favorables à l'apparition du strabisme. Il est indispensable de traiter au plus tôt les ophtalmies des enfants pour la conservation, non seulement de l'acuité visuelle, mais aussi de la vision binoculaire.

Bien que la mauvaise position du berceau et de certains objets qui attirent toujours dans la même direction le regard des enfants n'ait pas l'influence qu'on lui attribue généralement, elle peut cependant contribuer à la déviation d'un œil prédisposé. Rien n'est plus simple d'ailleurs que de prendre les précautions convenables.

Mais nous insisterons sur une question très importante dans le traitement préventif du strabisme, question qui touche en même temps à beaucoup d'autres points d'hygiène oculaire.

Un grand nombre de jeunes gens, dans les écoles et surtout dans les collèges, deviennent myopes par suite de l'insuffisance de l'éclairage, de la forme défectueuse des caractères d'imprimerie en usage pour les livres classiques, de la nature même des études, etc.

Dans des recherches statistiques que nous venons de faire à ce sujet au lycée d'Angers, nous avons trouvé l'énorme proportion de 50 % de myopes.

Entre autres inconvénients de l'allongement de l'œil, ces jeunes gens sont exposés au strabisme divergent.

On voit encore fréquemment des enfants qui ne peuvent lire ou appliquer leurs yeux d'une manière soutenue sans éprouver des douleurs frontales, du larmoiement, une fatigue oculaire plus ou moins pénibles. Ces enfants sont hypermétropes. Pour peu que le muscle droit externe de l'un des yeux présente une insuffisance congénitale, le droit interne devient prépondérant et le strabisme convergent s'établit.

Or, ces états de la réfraction, — la myopie et l'hypermétropie, — pourraient être prévenus ou corrigés dans la plupart des cas.

Il suffirait de répandre et de vulgariser les notions d'hygiène de l'organe de la vue et surtout d'instituer dans tous les collèges et écoles des examens oculaires qui permettraient d'appeler l'attention de l'administration sur les mesures d'hygiène nécessaires à ce point de vue, et d'indiquer de bonne heure aux jeunes gens les précautions individuelles qu'ils ont à prendre contre des troubles fonctionnels naissants.

Les Allemands nous ont devancés sous ce rapport. Il est à souhaiter que le mouvement qui commence à peine à se produire en France prenne une extension rapide [1]. Pour notre part, nous continuerons dans les autres écoles du département les études que nous avons faites au lycée et à l'école des Arts d'Angers.

[1] Statistique de M. Javal et de M. Gayet, de Lyon.

Traitement curatif non chirurgical

Nous savons qu'au début, le strabisme est presque
toujours périodique. Le trouble n'est encore que fonc-
tionnel ; le raccourcissement et la rétraction du
muscle ne se produiront que plus tard.

On conçoit qu'à ces troubles fonctionnels on puisse
opposer des exercices fonctionnels avec chance du
succès.

Il est toujours essentiel de se rendre compte tout
d'abord de l'état de réfraction des yeux. Si le strabique est myope ou hypermétrope, on lui donne des
verres convenables. Cette précaution est indispensable ;
nous l'avons vue suffire, à elle seule, pour guérir trois.
strabismes commençants (un divergent, deux convergents).

Toutefois, chez les enfants très jeunes, les lunettes

ne sont pas applicables. Dans ce cas, M. Boucheron[1] conseille de paralyser l'accommodation et par suite la convergence à l'aide de l'atropine.

Ce traitement nous paraît rationnel et nous nous proposons de l'essayer.

Si le strabisme périodique ne vient pas d'un vice de réfraction, ou s'il résiste à l'emploi des lunettes, on peut essayer un traitement orthopédique ou, plus exactement, orthophtalmique.

Les anciens faisaient usage de louchettes, lunettes opaques, à forme bombée, percées, chacune, d'un orifice central. Les yeux, en regardant par ces orifices situés sur des axes parallèles, devaient retrouver également leur parallélisme.

Cette hypothèse gratifiait l'œil strabique d'une bonne volonté qui lui manque totalement. S'il reste dévié alors même que la vision s'exerce à découvert, en face des objets multiples qui éveillent l'attention et sollicitent la vision binoculaire, à plus forte raison se retirera-t-il derrière sa louchette, au fond de sa chambre noire, profitant des loisirs qu'on lui ménage si complaisamment.

M. le professeur Panas raconte cependant que le professeur Roux qui louchait depuis son enfance avait suivi ce genre de traitement avec succès, prétendait-

---

[1] Académie des sciences, 1879.

il. M. Panas ajoute : « La vérité est qu'il loucha jusqu'à la fin de ses jours. »

Nous verrons plus loin comment on doit employer les louchettes et quelles services elles peuvent rendre.

Le traitement par les prismes, — bien que très rationnel, — a été abandonné par tous les praticiens à cause des difficultés de son application.

Le traitement orthophtalmique du strabisme n'existe en réalité que depuis l'introduction du stéréoscope dans la pratique par M. Javal. Le stéréoscope est aussi l'un de nos moyens les plus précieux pour perfectionner et consolider les résultats de la ténotomie. L'usage de cet instrument est soumis aux mêmes règles pour le traitement orthophtalmique simple et pour le traitement orthophtalmique consécutif à l'opération. Nous y reviendrons plus loin.

Le traitement orthophtalmique n'est applicable qu'au strabisme périodique ou au strabisme permanent de date récente et très peu prononcé.

En dehors de ces conditions, il peut donner une amélioration, mais ne conduit pas jusqu'à la guérison.

Toutefois, dans la plupart des cas, — même les plus favorables, — le chirurgien ne doit pas se faire illusion et compter sur un succès rapide. Ce genre de traitement agit avec une lenteur désespérante et demande de la part du malade une patience qui fait souvent défaut.

Traitement chirurgical

Les connaissances anatomiques et physiologiques que nous possédons actuellement sur les muscles de l'œil et la capsule de Ténon, la méthode opératoire inaugurée par de Graëfe, la gymnastique oculaire après l'opération créée par M. Javal, tous ces perfectionnements successivement réalisés donnent à la strabotomie une grande valeur. On a pu dire avec justice que l'opération du strabisme était une des conquêtes les plus brillantes de l'oculistique moderne.

Nous ne pouvons aborder la discussion complète de toutes les questions théoriques ou pratiques que soulève la strabotomie. Cette étude dépasserait de beaucoup les limites d'une communicatien à la Société de médecine.

Après un aperçu historique et une revue rapide

des divers procédés opératoires, nous exposerons les procédés dont nous nous sommes servi, — avec les raisons qui nous ont paru les justifier, — et les résultats que nous avons obtenus.

« La myotomie oculaire pressentie par M. Jules Guérin, de l'aveu de MM. Florent Cunier, Baudens, Beger, etc., n'a été formulée que plus tard. C'est en 1838 que Stromeyer en a donné la première indication dans son orthopédie opératoire ; c'est le 20 octobre 1839, que M. Florent Cunier, de Bruxelles, a pratiqué la première opération sur le vivant ; c'est-à-dire quelques jours avant Dieffenbach qui lui a donné une extension européenne » [1].

A partir de ce moment, la strabotomie prit une vogue extraordinaire. Dieffenbach, Roux, Velpeau et beaucoup d'autres chirurgiens pratiquèrent largement cette opération.

Ce fut la période d'engouement, suivant l'expression de M. Panas.

Malheureusement les notions anatomiques et physiologiques étaient incomplètes et la méthode opératoire défectueuse.

On sectionnait la capsule de Ténon et le muscle lui-même ; on faisait la *myotomie oculaire*.

D'après la théorie alors admise, le bout postérieur

[1] Pétrequin, *Annales d'oculistique*, cité par M. Giraud-Teulon.

du muscle en se rétractant s'éloignait du bout antérieur ; un tissu cicatriciel s'établissait entre les deux
extrémités musculaires ; le corps du muscle s'allon-
geait d'autant et comme le strabisme est produit par
le raccourcissement du muscle, cet allongement réta-
blissait l'équilibre.

Mais les autopsies des sujets opérés antérieurement
et les expériences sur les animaux ont prouvé que les
deux parties du muscle restent isolées et ne se soudent
jamais. Le corps du muscle retiré dans sa gaîne se
greffait en arrière de la capsule de Ténon. Il en ré-
sultait une impuissance telle du muscle sectionné
qu'un strabisme survenait en sens inverse.

De plus, l'instrument traversant la capsule fibreuse
pénétrait dans le tissu cellulo adipeux de l'orbite. Ce
traumatisme provoqua plusieurs fois un phlegmon orbitaire suivi de la perte de l'œil. Un accident de ce
genre qui eut un grand retentissement arriva, entre
les mains de Dieffenbach lui-même, à la comtesse Ida
Hahn Hahn.

Ces insuccès se multiplièrent de telle sorte que
l'opération tomba dans un discrédit complet, discrédit
dont elle ne s'est pas encore relevée en France.

Cependant, Bonnet, de Lyon, publiait son Traité
des sections tendineuses et musculaires (1841) et
rappelait la description oubliée de Ténon sur les
muscles de l'œil et leur capsule fibreuse. Il en dédui-
sait des conseils ingénieux sur le mode opératoire du

strabisme, conseils dont de Graëfe s'empara en substituant la *ténotomie* à la *myotomie*.

A partir de ce moment, la strabotomie entra dans la voie véritablement scientifique. Des règles précises, — trop précises peut-être, comme nous le verrons bientôt, — furent établies et le succès devint la règle.

Nous avons pratiqué jusqu'à ce jour vingt-six opérations de strabisme convergent, une sur une jeune fille de vingt-six ans, les autres sur des enfants de six à quinze ans.

Nous décrirons le procédé opératoire que nous avons adopté.

Les deux tiers de nos opérés présentaient, malgré leur jeune âge, une diminution notable de l'acuité visuelle. Nous avons pu obtenir de quelques-uns qu'ils se soumissent avant l'opération au traitement préliminaire suivant :

Exercices gradués de l'œil strabique avec des verres convexes ;

Bandeau placé sur l'œil sain pour forcer l'œil malade à fonctionner.

Après trois à quatre mois de ce traitement, l'acuité visuelle du premier était arrivée de 3/10 à 8/10, — second de 4/10 à 7/10, — troisième de 3/10 à 9/10, — quatre gagnèrent un ou deux dixièmes par un traitement insuffisant.

Ce traitement préliminaire est indispensable pour le rétablissement de la vision binoculaire, lorsque l'acuité visuelle est compromise. Il a le défaut d'exiger de la patience et du temps.

Strabotomie [1]

Les instruments dont nous nous sommes servi
sont les suivants :

Un ophtalmostat ;

Un crochet mousse ;

Une pince à griffes ;

Des ciseaux courbes ;

Eponge fine et eau tiède.

Dans tous les cas, sauf un, nous avons dû chloro-
formiser les opérés. La strabotomie est encore assez
difficilement acceptée pour que cette précaution nous
soit le plus souvent indispensable. Beaucoup de
parents, entendant leurs enfants crier et se débattre,
s'opposeraient à l'opération.

[1] Il sera plus spécialement question de la strabotomie du
droit interne par déplacement du tendon en arrière.

L'opéré est placé sur un lit, la face bien éclairée. Les paupières étant écartées par l'ophtalmostat, nous saisissons avec les pinces à griffes un pli de la conjonctive près de la cornée ; nous faisons une incision *horizontale* à la conjonctive, aussi petite que possible. Puis les ciseaux sont introduits sous la conjonctive et la séparent de la sclérotique au-dessus et au-dessous du muscle. Nous ne donnons ordinairement au débridement sous-conjonctival que l'étendue nécessaire pour bien saisir le tendon et sa gaîne.

Nous plaçons ensuite le crochet dans la plaie conjonctivale, à six millimètres environ du bord interne de la cornée, couché à plat sur le tendon. Puis, par un mouvement de bascule, nous introduisons la pointe du crochet sous le bord inférieur ou supérieur du tendon et nous la conduisons jusque sous le bord opposé en pressant fortement sur la sclérotique.

Le tendon étant saisi par le crochet, nous le faisons saillir en dehors de la plaie conjectivale et nous le divisons par petits coups de ciseaux, *au ras de son insertion scléroticale.*

Le crochet est dégagé par cette section. Nous l'introduisons de nouveau et nous recherchons avec soin, non seulement les fibres tendineuses qui ont pu échapper la première fois, mais les brides latérales que la capsule de Ténon envoie sur les côtés du muscle.

Nous réduisons autant que possible, par des pres-

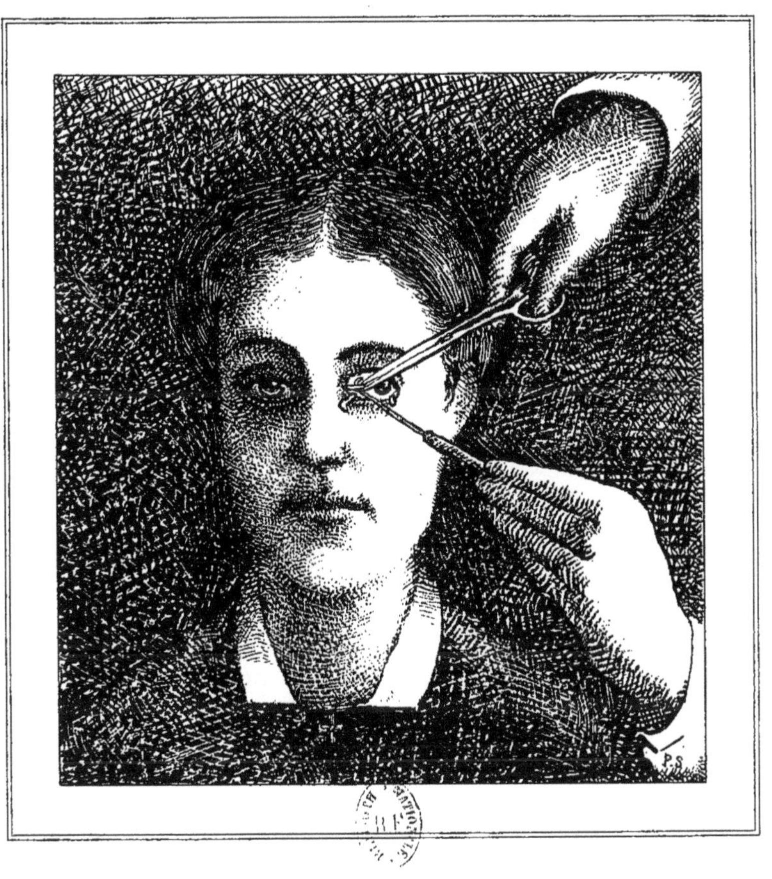

Opération du Strabisme,

Section du tendon.

sions avec l'éponge, l'ecchymose sous-conjectivale, et nous terminons l'opération par un pansement très simple : une rondelle de toile et une couche d'ouate fixées par un mouchoir ou une bande.

Deux heures après, nous enlevons le pansement occlusif et nous commençons, s'il y a lieu, le traitement orthophtalmique.

Revenons sur les différents temps de l'opération.

PREMIER TEMPS. — *Section horizontale de la conjonctive très étroite et commençant très près de la cornée.*

L. Boyer avait recommandé avec raison cette incision horizontale. L'incision verticale expose davantage à l'enfoncement de la caroncule. Il est vrai que le dégagement du tendon est plus difficile ; mais, avec un peu d'habitude, on parvient à l'isoler en repoussant les bords de la plaie avec la pointe des ciseaux fermés et en inclinant l'extrémité libre du crochet.

Dans le débridement du tissu celluleux qui unit la conjonctive à la capsule bulbaire désignée en ce point sous le nom de tissu épiscléral, nous nous rappelons que les vaisseaux ciliaires rampent dans l'épaisseur de ce tissu épiscléral et nous maintenons les ciseaux adossés à la conjonctive.

2ᵉ TEMPS. — *Introduction du crochet et préhension du tendon.*

D'après M. le professeur Panas, ce temps de l'opération offre des difficultés parce que la gaîne du tendon est identifiée avec la sclérotique et que le sang donne une coloration rouge uniforme à tous les tissus divisés. Il ne serait point aisé, en effet, de voir le tendon. Mais nous avons encore recours aux notions anatomiques précédemment exposées et nous nous rappelons que l'insertion scléroticale du M. droit interne a lieu à 5 millimètres du bord de la cornée.

Sans chercher à reconnaître le tendon, nous plaçons donc le crochet à 6 millimètres environ de la cornée. Ce point de repère anatomique nous a guidé dans tous les cas avec sûreté.

3ᵉ TEMPS. — *Section du tendon.*

Nous sectionnons le tendon au ras de la sclérotique. Cette pratique, adoptée par tous les strabotomistes depuis De Graefe, a le grand avantage de ne pas diminuer la longueur du muscle déjà trop court dans le strabisme.

4ᵉ Temps. — *Recherche des brides fibreuses.*

Nous avons vu (anatomie de la capsule de Ténon, page 7) que les tendons des muscles droits, en traversant le diaphragme aponévrotique, entraînaient des brides fibreuses antérieures, latérales et postérieures, qui leur adhéraient intimement et se fixaient avec eux à la sclérotique. Si le tendon *seul* est coupé à son insertion, les brides fibreuses le retiennent sur place et son recul est insignifiant. Nous avons essayé trois fois la section isolée du tendon d'après le précepte de De Graefe dans les déviations de 3 millimètres. Nous étions certain d'avoir divisé toutes les fibres tendineuses et le redressement n'a pas dépassé 1 millimètre. Aussi, *dans tous les cas*, nous recherchons avec soin et nous divisons toutes les brides fibreuses. Si le redressement est exagéré, nous le corrigeons par des moyens que nous indiquerons plus loin.

Le procédé opératoire étant connu, nous devons nous demander maintenant quel est le mode d'action de la strabotomie et quel résultat on peut en attendre.

Dans le strabisme, le muscle déviateur est raccourci. Avec ses deux insertions normales, il est dans un état de tension exagéré qui entraîne constamment le globe de son côté.

Si nous reculons l'insertion antérieure, nous diminuons la tension du muscle, nous le plaçons dans un relâchement relatif.

De plus, en vertu de ce principe de mécanique :

« Étant donné une sphère et une force appliquée à un point de cette sphère, cette force a d'autant moins d'effet sur la rotation de la sphère que son point d'attache est plus éloigné du point qu'elle est destinée à déplacer [1] ; »

Si nous reculons l'insertion du muscle, nous l'éloignons de la cornée et de la pupille, points qu'elle est destinée à déplacer, et nous réduisons d'autant son action.

La strabotomie a donc pour but immédiat de reporter en arrière l'insertion du muscle déviateur [2].

---

[1] Cette formule empruntée à l'ouvrage de M. Meyer (*Traité pratique des maladies des yeux*) renferme une inexactitude. La force de traction augmente en effet jusqu'à la tangente, mais, au delà, elle n'augmente ni ne diminue. Toutefois, les muscles droits étant des muscles réfléchis, leur action physiologique ne s'exerçant que dans leur partie réfléchie. dont le point d'insertion forme la tangente à la sphère oculaire, cette formule peut être admise dans le cas actuel.

[2] Nous avons déjà fait remarquer que nous nous occupions seulement de la strabotomie par déplacement du tendon en arrière. La strabotomie par déplacement du tendon en avant est d'ailleurs établie sur les mêmes principes dont l'application est renversée.

Mais tous les strabismes n'atteignent pas le même degré de déviation; ils peuvent varier de 1 millimètre à 10 millimètres. Il est évident qu'à ces degrés différents doivent correspondre des déplacements différents, sous peine de dépasser le but et de produire un strabisme contraire à celui qu'on se propose de corriger.

Est-il possible au chirurgien de produire à volonté, *par l'opération*, un effet proportionné à la déviation?

M. De Graefe a répondu affirmativement et tracé les règles à suivre pour atteindre ce résultat.

« Par la section du tendon, sans toucher aux brides fibreuses, on obtient un déplacement de 3 à 4 millimètres. »

En détruisant les expansions latérales on obtient 4 à 6 millimètres.

On obtient davantage en incisant plus largement la conjonctive et le tissu fibreux sous-jacent.

Nous reproduirons l'appréciation de plusieurs auteurs sur l'opinion de M. De Graefe.

« Comment évaluer à l'avance des relations aussi délicates? Comment déterminer la fraction de ligne qu'il faudra supprimer sur l'étendue de la déviation pour connaître la mesure du déplacement à faire subir à l'insertion musculaire? Ce serait vouloir trop demander à la théorie que de lui poser cette question [1]. » —

— « De Graefe a beaucoup contribué à l'application pratique des recherches de Bonnet. Il est cependant à regretter que par un zèle un peu excessif apporté au perfectionnement de la ténotomie, qu'il s'agissait de bien distinguer de l'ancienne myotomie, ce maître ait été amené à croire l'opération du strabisme et le dosage de ses effets susceptibles d'une précision qu'ils ne comportent pas, puisque la myotilité des yeux qu'on opère est extrêmement variable..... Deux opérations exactement semblables sont pratiquées sur deux personnes atteintes d'un strabisme en apparence semblable et de même origine, et, loin de produire nécessairement le même effet, elles peuvent avoir un résultat différent. Nous défions ceux de nos confrères qui se croient le plus aptes à doser avec précision l'effet correcteur de leurs opérations de strabisme, d'indiquer, étant donnée une déviation considérable, le nombre exact des opérations qui seront nécessaires [2]. » —

— M. Meyer — (*Traité pratique des maladies des yeux*), admet d'abord pleinement l'opinion de M. De Graefe — puis il avoue (page 580), que « ce mode

---

[1] M. Giraud-Teulon, *Le strabisme et la diplopie*.

[2] M. De Wecker, *Traité pratique des maladies des yeux*.

opératoire ne peut servir que pour des cas de strabisme d'un degré déterminé (?). Afin de pouvoir appliquer cette opération à tous les cas qui se présentent, il faut pouvoir disposer de moyens aptes à augmenter ou à diminuer l'effet de l'opération... » —

— « Et s'il n'est pas possible de mesurer exactement d'avance, de doser, comme certains le prétendent, l'effet produit par la section... [1] » —

— M. le professeur Panas analyse toutes les causes qui rendent variable le résultat de l'opération :

Ancienneté du strabisme et rétraction du muscle ;

Age du malade ;

Acuité visuelle compromise dans l'œil strabique ;

État de réfraction des yeux ;

Défaut de synergie entre la convergence et l'accommodation chez les strabiques [2].

Quelle que soit l'autorité de M. De Graefe, nous croyons nous appuyer sur l'opinion générale en disant que la strabotomie ne peut être dosée avec une précision mathématique. Ses effets sont variables, non seulement suivant le mode préparatoire, mais encore suivant des conditions indépendantes de l'opération.

Nous avons obtenu pour notre part, en pratiquant

---

[1] M. Javal, *Le strabisme et sa guérison*, revue scientifique.
[2] M. Panas, *Leçons sur le strabisme*.

la strabotomie par un procédé identique, un redressement immédiat variant entre 3 millimètres (strabisme ancien, rétraction musculaire et aponévrotique) et 5 millimètres (enfants très jeunes, peu de rétraction).

Il peut arriver que le redressement corresponde exactement à la déviation. Mais, dans la plupart des cas, la correction n'est pas parfaite.

S'il n'est pas possible de doser exactement l'effet de l'opération, il arrivera donc que le résultat pourra aller au delà de la déviation ou, plus fréquemment, restera insuffisant.

Dans ces cas très nombreux, nous devons recourir à des moyens correcteurs tendant soit à augmenter, soit à diminuer l'effet de la ténotomie.

L'emploi de ces moyens constituera le *traitement orthophtalmique consécutif à la strabotomie*.

Nous diviserons ce traitement en deux parties :

1° Traitement avant la greffe du tendon ;

2° Traitement après la greffe du tendon.

1° TRAITEMENT AVANT LA GREFFE DU TENDON.

Le tendon se soude très rapidement à la sclérotique. La greffe a lieu après 36 à 48 heures.

Il s'agit d'utiliser ce court espace de temps pour augmenter ou diminuer les effets de l'opération.

Le tendon est détaché de la sclérotique, mais après avoir subi une certaine rétraction, il est maintenu dans une position fixe par la capsule de Ténon; il se soudera nécessairement *sur le point de la sclérotique qui se trouvera en contact avec son extrémité libre.*

Si nous parvenons donc à mettre en contact avec le tendon un point de la sclérotique de plus en plus reculé, nous augmenterons de plus en plus l'effet primitif.

Au contraire, si nous ramenons en face de l'extrémité tendineuse un point de la sclérotique plus rapproché de la cornée, nous atténuerons le résultat de la ténotomie.

De quels moyens disposons-nous pour obtenir cette correction?

Bowman passait *un fil de soie dans un pli de la conjonctive* et fixait ce fil à l'aide d'une bandelette collodionnée, sur la tempe droite ou sur la tempe gauche suivant l'effet recherché.

Knapp traversait avec le fil d'abord la conjonctive, puis *la commissure externe* et *nouait les deux bouts.* (Augmentation de la correction.)

Snellen saisissait *un pli conjonctival* plus ou moins large en dehors de la cornée et *le fronçait par un point de suture perdue.* (Augmentation de la correction.)

M. Meyer conseille, comme un moyen très sûr, de

réduire à volonté l'effet produit, *d'appliquer un point de suture sur la plaie conjonctivale.*

On a tenté *l'immobilisation de l'œil* dans l'adduction par un *bandage compressif.*

M. Javal recommande à ses opérés de *porter le regard,* soit en dedans, soit en dehors, suivant l'effet voulu.

Enfin MM. De Wecker et Meyer mentionnent en passant — l'usage de *louchettes* avec ouverture interne ou externe *pratiquée dans la coque qui recouvre l'œil sain.*

Tous ces moyens tendent au même but : amener le globe dans la rotation en dehors pour accroître le résultat de la ténotomie, et dans la rotation en dehors pour diminuer ce résultat.

Nous les avons essayés successivement et, après une observation attentive, nous nous croyons en mesure de nous prononcer sur leur valeur.

Les sutures offrent toutes le même inconvénient. Elles causent une irritation de la conjonctive qui peut devenir très intense chez les enfants lymphatiques. Les procédés de Knapp et de Bowman surtout, sont très pénibles. L'usage des sutures deviendrait une complication fâcheuse, et, dans notre région où la strabotomie est mal acceptée, cette complication nous rendrait les plus mauvais services.

L'immobilisation de l'œil par un bandage compressif nous semble un moyen dangereux si la compression est forte, illusoire si la compression est modérée.

La direction volontaire imprimée à l'œil exige des malades très raisonnables et attentifs. Nous pensons que beaucoup d'adultes ne l'observeraient qu'imparfaitement; chez les enfants, elle est impraticable.

Après avoir constaté l'impuissance ou la nocuité des moyens que nous venons d'énumérer, il ne nous restait plus que l'usage des louchettes. La simplicité de ce moyen nous avait frappé; en réglant méthodiquement son emploi, nous avons obtenu des résultats assez sérieux pour l'adopter d'une manière régulière.

Voici d'ailleurs la ligne de conduite que nous suivons après chaque strabotomie.

Nous laissons le pansement simple pendant deux heures; puis, le malade n'étant plus sous l'influence du chloroforme, nous constatons l'état de l'œil. La strabotomie, telle que nous la pratiquons, nous donne un déplacement variant entre 3 et 5 millimètres, un peu plus ou un peu moins, suivant les conditions du muscle et de la capsule de Ténon.

Nous examinons avec soin les mouvements de l'œil dans tous les cas, même lorsque la correction semble complète.

Si, d'une part, les deux yeux convergent jusqu'à 8 pouces (chez un hypermétrope), et si, d'autre part, la cornée de l'œil opéré est portée facilement jusqu'à la commissure palpébrale externe, nous n'aurons probablement à craindre ni insuffisance du droit externe avec strabisme en dehors, ni reproduction du strabisme convergent [1].

Nous laissons l'œil à découvert sans pansement et sans louchette.

Ce cas est le plus rare. En général, la correction ne répond pas exactement au déplacement. Dans le but de nous rendre compte — avec un précision suffisante pour la pratique — de la persistance du strabisme et de sa direction, nous nous servons des moyens suivants :

Lorsque l'acuité visuelle n'est pas *totalement* éteinte, la diplopie reparaît après l'opération. Nous prions le malade de fixer avec les deux yeux un objet quelconque à la distance de 3 mètres environ et de nous dire dans quelle position se trouvent les deux objets. Si l'image fausse est placée du même côté que l'œil opéré la diplopie est homonyme; il y a persistance du strabisme convergent.

Si l'image fausse croise l'image réelle, il y a diplopie croisée et strabisme divergent.

L'écartement des deux images nous indique déjà

---

[1] Surtout lorsqu'à ces conditions excellentes qui ne se rencontrent guère que chez les enfants, s'ajoute la disparition de la diplopie consécutive à l'opération et le rétablissement de la vision binoculaire sous un léger effort.

approximativement à quel degré s'élève le défaut de parallélisme.

Nous renouvelons la même expérience dans la convergence à 8 pouces.

2° Nous faisons de nouveau fixer un objet à 3 mètres — avec les deux yeux. Nous prenons un point de repère sur la paupière inférieure pour noter la position de la partie centrale de la cornée, puis nous plaçons un écran devant l'œil sain. L'œil opéré se redresse en dedans ou en dehors pour fixer l'objet et nous évaluons le déplacement en millimètres. — Même expérience à 8 pouces.

Lorsque nous avons reconnu et mesuré le défaut de correction, nous appliquons immédiatement les louchettes dans lesquelles nous avons pratiqué un orifice de la largeur d'une pièce de 50 centimes. Cet orifice est situé tantôt à l'extrémité externe, tantôt à l'extrémité interne ou dans les points intermédiaires suivant l'effet à produire, mais nous le plaçons toujours devant l'œil opéré, l'œil sain étant complètement couvert.

De Wecker et Meyer conseillent de le placer devant l'œil sain. Or, tout le monde a pu constater qu'après l'opération, jusqu'à la greffe du tendon, les mouvements de l'œil opéré ne suivent que très irrégulièrement les mouvements de l'œil sain. Nous sommes beaucoup

plus certain du résultat en nous adressant directement à l'œil strabique. On nous a objecté la sensibilité de l'œil après l'opération, sensibilité qui l'em-
pêcherait de supporter la lumière, et, par conséquent,
de pratiquer l'exercice de la louchette.

Nous dirons à ce propos que nous n'avons pas encore rencontré cette irritabilité signalée par plusieurs
auteurs. Tous nos opérés supportent très bien —
deux ou trois heures après l'opération — la lumière
trop peu éclatante, il est vrai, — de nos rues Saint-
Laud et Baudrière ou le jour assombri par des
rideaux. Nous n'avons jamais eu à retenir nos malades pendant trois ou quatre jours dans une chambre
noire, comme quelques-uns le conseillent; tous se
sont prêtés, sans difficulté sérieuse, à l'usage de la
louchette.

Si l'effet à obtenir doit être très prononcé, l'opéré
passe la première soirée dans une chambre doucement
éclairée par une lampe munie d'un abat-jour en carton. Nous lui recommandons de se *coucher tard*.

Pendant la nuit, nous laissons l'œil libre. Le len-
demain, réveil de bonne heure et louchettes immédiatement placées. Cette seconde journée est en effet
la plus importante : dans la soirée ou la nuit suivante, la greffe tendineuse aura lieu.

Nous surveillons à deux ou trois reprises l'effet
produit à l'aide des expériences précédentes. Si la
correction tend à dépasser le parallélisme, nous fer-

mons le premier orifice par un morceau de soie noire et nous en pratiquons un autre au point voulu.

Les louchettes, ainsi employées, nous ont donné chez les enfants jeunes une correction allant jusqu'à 2 millimètres en dehors et 2 millimètres 1/2 en dedans, lorsque les orifices sont placés à l'extrémité de la coque.

Chez plusieurs opérés dont le strabisme était ancien, le muscle et la capsule rétractés, notamment chez deux jeunes filles de 26 ans et de 15 ans, nous avons obtenu 1 millimètre à 1 millimètre 1/2.

L'effet produit par les louchettes est donc assez sérieux pour qu'il soit nécessaire de le surveiller. Nous devons notre seul insuccès à une négligence de ce genre.

Une enfant de 7 ans [1] était atteinte d'un strabisme convergent gauche de 6 millimètres. L'opération donna un redressement immédiat de 5 millimètres. La convergence ne laissant rien à désirer et le droit externe étant insuffisant, nous nous décidâmes, contrairement à notre procédé ordinaire, à tenter d'obtenir la correction tout entière sur un seul œil. Nous plaçâmes les louchettes avec orifice à l'extrémité externe, en recommandant de ramener l'enfant *le soir même*. *Nous ne la revîmes que le quatrième jour*. A ce

---

[1] N° 8 du tableau.

moment, nous constations un strabisme divergent de 2 millimètres. Les louchettes avaient donc produit un déplacement de 3 millimètres.

Après des expériences répétées sur nos vingt-six opérés, nous croyons pouvoir compter sur l'effet correcteur des louchettes dans les proportions que nous venons d'indiquer.

Ce moyen, employé avec méthode, donne donc des résultats sérieux. Il a de plus le grand avantage de pouvoir être mis en usage chez les plus jeunes enfants.

L'usage méthodique des louchettes nous a permis de simplifier l'opération et de la réduire à un procédé unique.

Au lieu de sectionner le tendon seul, — ce qui nous a donné des résultats insuffisants, — ou de recourir aux larges incisions conjonctivales qui présentent d'autres inconvénients, nous pratiquons une incision conjonctivale étroite et, dans *tous les cas,* la section du tendon et *de toutes les brides fibreuses.*

Nous ne craignons pas, — dans un strabisme de 3 ou 4 millimètres, — de dépasser le but d'un millimètre ou d'un millimètre et demi ; nous sommes certain, en effet, de corriger l'excès de redressement en appliquant convenablement les louchettes. Si, dans les strabismes de 5 millimètres, la correction n'est pas suffisante, nous l'atteignons encore par le traitement consécutif.

Toutefois, dans quelques strabismes de 5 millimètres et dans les déviations dépassant 5 millimètres,
nous opérons les deux yeux, à quinze jours ou trois
semaines d'intervalle et, dans ce cas, nous réglons
l'action des louchettes de façon à ménager une correction de 2 millimètres et demi à 3 millimètres pour
l'autre œil. Nous évitons ainsi l'insuffisance du droit
interne du premier œil opéré et tout danger de strabisme externe pour le second.

Nous avons dû, dans un cas de strabisme double
très prononcé avec forte rétraction du muscle et de
l'aileron interne opérer les deux yeux, puis revenir à
une seconde ténotomie de l'œil droit [1].

2° TRAITEMENT ORTHOPHTALMIQUE APRÈS LA GREFFE DU TENDON.

La strabotomie simple ou double et l'emploi des
louchettes nous ont suffi pour amener les axes
optiques dans un parallélisme complet, sept fois sur
vingt-cinq (enfants très jeunes, acuité visuelle intacte)
et la vision binoculaire s'est définitivement rétablie.

Chez dix-huit opérés les moyens précédents nous
ont amené *très près* du parallélisme, sans que la
vision binoculaire fût immédiatement rétablie.

[1] N° 6 du tableau.

Quatre de ces sujets ayant une acuité visuelle à peu près abolie (au-dessous de 2/10) nous avons dû nous contenter de ce résultat, excellent d'ailleurs au point de vue cosmétique.

Nous avons soumis les dix-huit opérés dont l'acuité visuelle était suffisante *à la méthode orthophtalmique de M. Javal* par les exercices stéréoscopiques.

Nous ne décrirons pas ici tous ces exercices extrêmement ingénieux imaginés par le créateur de la méthode.

Nous rappellerons seulement que *deux* images stéréoscopiques sont fusionnées en *une seule* image lorsque les axes optiques sont en parallélisme ou, en d'autres termes, lorsque la vision binoculaire existe. Pour exercer les yeux récemment opérés du strabisme convergent et leur réapprendre la vision binoculaire, on place d'abord sur le carton deux objets (deux pains à cacheter par exemple) très rapprochés afin que l'effort à faire pour fusionner leur image soit peu considérable. On éloigne ensuite graduellement les pains à cacheter, puis on les remplace par d'autres exercices plus compliqués (caractères d'imprimerie, etc.).

Les exercices stéréoscopiques sont impraticables chez les enfants au-dessous de 7 ou 8 ans. Il est vrai qu'à cet âge ils sont moins nécessaires ; l'acuité visuelle n'est pas encore notablement affaiblie et la tendance spontanée à la binocularité est plus accentuée.

Les enfants au-dessus de cet âge s'y prêtent assez

bien, si l'on prend soin de remplacer de temps en temps les pains à cacheter par des photographies qui les intéressent.

Nous avons pu constater directement sur deux de nos opérés l'influence incontestable des exercices stéréoscopiques. Nous transcrivons brièvement ces deux observations :

1° Enfant de 9 ans, — déviation 5 millimètres, acuité visuelle 7/10. — La diplopie disparaît et la vision binoculaire se rétablit quatre jours après le commencement des exercices stéréoscopiques ; il cesse ces exercices pendant cinq jours, — nous trouvons une déviation en dedans d'un millimètre. Nous faisons reprendre les exercices. Huit jours après le parallélisme est rétabli.

2° Jeune fille de 11 ans. Strabisme alternant, déviation 6 millimètres, acuité visuelle 10/10. Double strabotomie à trois semaines d'intervalle. — Après la seconde opération, exercices stéréoscopiques pendant dix jours, — vision binoculaire parfaite. — Les exercices étant abandonnés, la déviation se reproduit ; elle disparaît de nouveau après trois semaines d'exercices.

Nous sommes convaincus que, dans tous les cas de strabisme ancien avec rétraction du muscle et surtout de la capsule de Ténon, c'est-à-dire chez tous les adultes et chez un grand nombre d'enfants au-dessus de 8 à 10 ans, cette gymnastique oculaire très rationnelle est une des meilleures conditions d'un succès *durable*.

Il n'est pas rare, en effet, de voir une déviation, corrigée pendant un ou deux mois, se reproduire en-suite.

Nous avons suivi avec attention nos opérés pendant plusieurs mois, nous sommes à même de les observer de temps en temps, — de 1 à 5 ans, après la stra-botomie. Le résultat s'est maintenu sans variation. Nous n'hésitons pas à attribuer en grande partie la solidité de la guérison à la méthode de M. Javal.

Avant de permettre à nos opérés de reprendre leurs occupations, nous corrigeons l'hypermétropie par des verres appropriés. Cette précaution est indispensable. En se reportant à l'étiologie (page 37), on en com prendra la nécessité.

Complications

Nous n'en avons observé aucune. Tous les auteurs signalent le développement fréquent, sur la cicatrice conjonctivale, d'une petite production polypiforme qu'on enlève sans accident après sa pédiculisation. Nous n'avons pas même rencontré cette complication d'ailleurs sans gravité.

Grâce à une incision *horizontale* de la conjonctive, pratiquée le plus près possible de la cornée, nous avons presque toujours évité l'enfoncement de la caroncule.

L'œil strabique est toujours plus saillant que l'œil sain. M. Panas attribue ce fait à l'action des muscles protracteurs (obliques). La fente palpébrale étant élargie, l'œil opéré paraît un peu plus grand que l'autre. Si cette disparité est trop choquante, on peut la corriger comme nous l'avons fait sur une jeune fille (n° 18 du tableau) par la petite opération de la cantoplastie.

Nous donnons dans le tableau ci-joint la statistique
de nos strabotomies et de leurs résultats.

Nous avons dû pratiquer la ténotomie sur les deux
yeux pour les n°s 4, 8, 9, 18. — Pour le n° 6, —
ténotomie des deux yeux et troisième ténotomie sur
l'œil droit.

N° 15. — Ténotomie du droit interne, — quinze
jours plus tard, ténotomie du droit supérieur.

NUMÉROS.	AGE.	SEXE.	ŒIL STRABIQUE.	VARIÉTÉ DE STRABISME.	DEGRÉ.	ACUITÉ VISUELLE.	CAUSE.	RÉSULTAT.
1	8 ans	fille	droit	convergent	6 millimètres	10/10	hypermétropie	succès complet.
2	12 ans	garçon	droit	convergent	4 millimètres	2/10	hypermétropie	succès complet.
3	10 ans	fille	gauche	convergent	5 millimètres	6/10	hypermétropie	succès complet.
4	7 ans	garçon	droit	convergent	7 millimètres	très imparfaite	kératite ulcéreuse et taie cornéale	déviation d'un millimètre.
5	8 ans	garçon (1)	gauche	convergent	5 millimètres	6/10	hypermétropie	succès complet.
6	9 ans	garçon (5)	double	convergent	9 millim. à droite	4/10 dr. 8/10 g.	hypermétropie	trois strabotomies, succès complet
7	5 ans	fille	gauche	convergent	4 millimètres	10/10	convulsions	succès complet.
8	7 ans	fille	gauche	convergent	6 millimètres	8/10	hypermétropie	déviation en dehors de 2 mil. (*).
9	26 ans	fille (2)	droit	convergent	6 millimètres	1/10	hypermétropie	succès complet.
10	14 ans	garçon	alternant	convergent	4 millimètres 1/2	7/10	hypermétropie	succès complet.
11	5 ans	fille	droit	convergent	3 millimètres	imparfaite	taie cornéale	déviat. à peine sensible, (1/2 mil).
12	6 ans	garçon (3)	droit	convergent	3 millimètres 1/2	8/10	hypermétropie	succès complet.
13	9 ans	garçon	gauche	convergent	5 millimètres	7/10	hypermétropie	succès complet.
14	8 ans	fille	gauche	convergent	4 millimètres	6/10	hypermétropie	succès complet.
15	9 ans	garçon (4)	droit	en haut et dedans	5 millimètres	8/10	hypermétropie	succès complet.
16	5 ans	garçon	gauche	convergent	3 millimètres 1/2	10/10	hypermétropie	succès complet.
17	6 ans	garçon	gauche	convergent	4 millimètres	9/10	hérédité	succès complet.
18	11 ans	fille	alternant	convergent	6 millimètres	10/10	hypermétropie	succès complet.
19	7 ans	garçon	alternant	convergent	4 millimètres	10/10	hypermétropie	succès complet.
20	6 ans	fille	droit	convergent	5 millimètres	6/10	hypermétropie astigmatisme	succès complet.
21	8 ans	garçon (6)	droit	convergent	5 millimètres	9/10	hypermétropie	succès complet.
22	8 ans	garçon	droit	convergent	3 millimètres	9/10	hypermétropie	succès complet.
23	9 ans	fille	droit	convergent	4 millimètres	7/10	hypermétropie	succès complet.
24	6 ans	fille	gauche	convergent	3 millimètres 1/2	10/10	hérédité	succès complet.
25	7 ans	fille	droit	convergent	4 millimètres	9/10	hypermétropie	succès complet.
26	24 ans	fille	droit	convergent	5 millimètres	1/10	hypermétropie	en traitement.

(1) Photographie n° 5.
(2) Photographie n° 6.
(3) Photographie n° 8.
(4) Photographie n° 2.
(5) Photographie n° 1.
(6) Photographie n° 4.
(*) Cet insuccès est dû tout entier à l'incurie des parents. Voir p. 84.

Nous avons laissé de côté un grand nombre des questions qui se rattachent au strabisme. — Strabisme divergent. — Procédés divers de strabotomie. — Ténotomie par déplacement en avant, etc.

Notre intention n'était pas de publier un *Traité complet du strabisme*. Nous voulions seulement, en exposant à la société de médecine des notions générales sur cette affection et le résultat de notre pratique personnelle contribuer à donner une idée plus vraie du strabisme et de la strabotomie.

Nous résumerons en terminant quelques points essentiels de cette étude.

La fonction visuelle d'un œil strabique s'affaiblit graduellement jusqu'à disparaître tout à fait. Tout œil qui louche sera, tôt ou tard, définitivement perdu.

Le strabisme commençant, périodique, peut être corrigé par des procédés orthophtalmiques.

Le strabisme permanent ne se guérit, dans l'immense majorité des cas, que par l'opération du strabisme.

Depuis que la ténotomie a été substituée à la myotomie, l'opération du strabisme est la plus *inoffensive des opérations chirurgicales*. Elle ne présente aucun danger pour le globe oculaire.

Lorsque la strabotomie *est pratiquée à temps*, elle restitue à l'œil strabique *son acuité visuelle et le préserve d'une amaurose certaine*. Plus tard, elle n'a plus qu'un effet cosmétique.

Nos résultats personnels ont été les suivants :

Sur vingt-six opérations, vingt-deux succès complets, trois demi-succès. — Notre vingt-sixième opérée est encore en traitement.

Angers, 7 février 1881.

TABLE DES MATIÈRES

	Pages.
Avant-Propos	1
Anatomie des muscles de l'œil	3
Capsule de Ténon	7
Physiologie des muscles de l'œil	16
Mouvements associés des deux yeux	23
Définition du Strabisme	27
Caractères du Strabisme	29
Variétés du Strabisme	32
Etiologie du Strabisme	37
Effets du Strabisme	42
Diagnostic du Strabisme	45

TRAITEMENT DU STRABISME

	Pages.
Traitement préventif	53
Traitement curatif non chirurgical	57
Traitement chirurgical	60
Traitement consécutif à l'opération	65
1° Avant la greffe du Tendon	74
2° Après la greffe du Tendon	83

Complications 87
Tableau des résultats de 26 opérations 89
Conclusion 91

EXPLICATION DES PLANCHES

1° Disposition générale de la capsule de Ténon.
2° Opération du strabisme, section du tendon.
3° Photographies de six strabiques prises avant et après l'opération.

ANGERS, IMPRIMERIE LACHÈSE ET DOLBEAU.

ERRATA

Page 12, *au lieu de :* Ces prolongements se rejoignent-ils par leurs bords pour former un diaphragme circulaire complet, comme nous croyons l'avoir constaté? Ces auteurs ne l'affirment pas.

Lire : Existe-t-il un diaphragme circulaire complet, comme nous croyons l'avoir constaté? Ce diaphragme serait-il formé par les quatre prolongements se continuant entre eux? Ces auteurs ne le disent pas.

Page 49, *au lieu de :* La déviation sera donc évaluée à la moitié, c'est-à-dire, à 5 °/₀.

Lire : La déviation sera donc évaluée à la moitié, c'est-à-dire, à 5°.

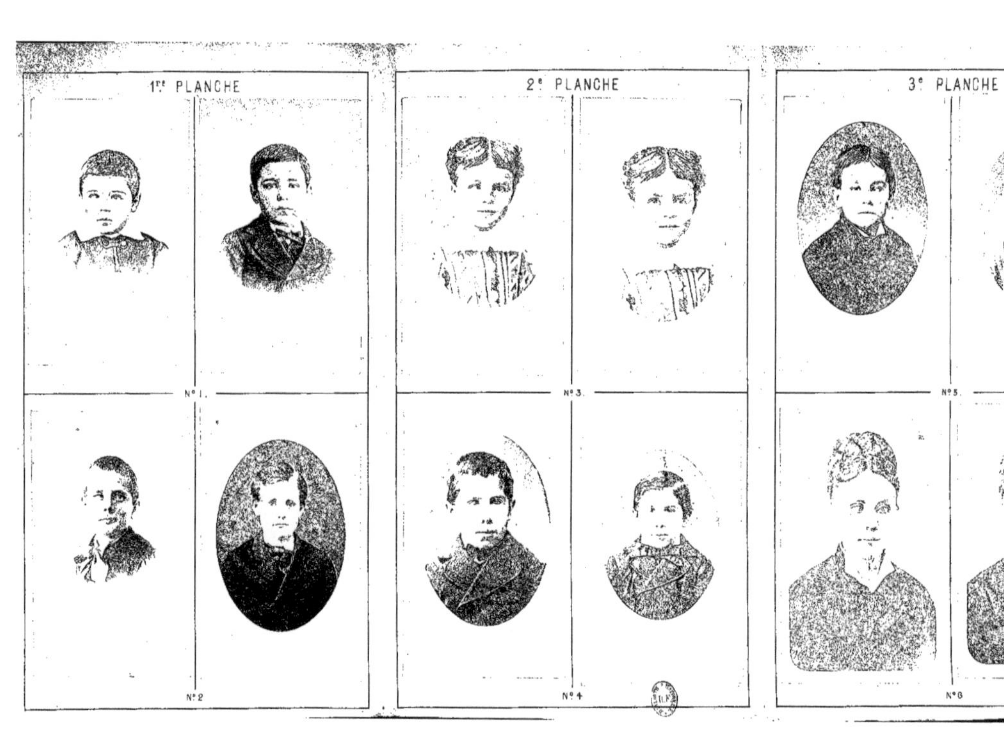

1re PLANCHE
2e PLANCHE
3e PLANCHE
N° 1.
N° 2.
N° 3.
N° 4.
N° 5.
N° 6.